365 Brain Fitness
365 브레인 피트니스

박흥석
- 현) 더봄 뇌건강 신경심리센터 & 인지재활연구소 작업치료사
- 연세대학교 보건대학 작업치료학과 박사수료
- 전) 삼성서울병원 재활의학과 작업치료사

안이서
- 현) 더봄 뇌건강 신경심리센터 & 인지재활연구소 소장
- 성균관대학교 대학원 인지심리학 박사
- 전) 삼성서울병원, 서울아산병원, 인하대병원, 국민건강보험 일산병원 신경심리사

이혜미
- 현) 더봄 뇌건강 신경심리센터 & 인지재활연구소 대표
- 아주대학교 대학원 임상심리학 석사
- 전) 삼성서울병원 신경과 임상심리전문가 수련
- 전) 국민건강보험 일산병원, 삼성서울병원, 강남세브란스병원 임상심리전문가

매일매일 뇌의 근력을 키우는 치매 예방 문제집

365 Brain Fitness
365 브레인 피트니스

박흥석 · 안이서 · 이혜미 지음

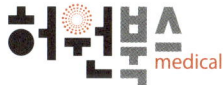

추천사

진료실에서 치매를 걱정하는 환자와 보호자들에게 제가 늘 들려주는 말이 있습니다. 두뇌활동을 많이 하고, 신체 운동을 꾸준히 하며, 사회활동을 유지해 나가라는, 어찌 보면 다분히 상식적인 이야기입니다. 많은 역학 연구를 통해 어느 정도 효능이 입증된 방법이지만, 설명을 마치고 나면 언제나 마음 한구석에 부족함이 자리합니다. 도대체 무엇을 구체적으로 어떻게 하라는 말인지 듣는 이의 입장에서는 답답할 것을 알기 때문입니다.

"사람들이 치매 예방을 위해 집에서 손쉽게 할 수 있는 것은 없을까?" 마땅한 방법이 없어 아쉬워하던 차에 《365 브레인 피트니스》를 접하게 되었습니다. 이 책은 치매 예방과 진행을 막기 위한 인지훈련 학습지, 즉 치매 예방 문제집입니다. 1년 365일 매일 3쪽씩 재미있는 문제를 풀도록 구성되어 있지요. 문제들은 기억력, 언어, 시공간 능력, 전두엽 기능 등 두뇌의 전체 영역을 골고루 사용하도록 다채롭게 만들어져 있습니다.

치매는 누구에게나 찾아올 수 있는 반갑지 않은 손님입니다. 특히 스트레스가 많은 현대사회에서 그 발병 위험은 갈수록 높아지고 있지요. 뇌 운동이 중요한 이유가 바로 여기에 있습니다. 매일 규칙적으로 뭔가를 하며 머리를 쓰는 일은 뇌를 튼튼하게 하는 운동(brain fitness)이 됩니다. 이러한 운

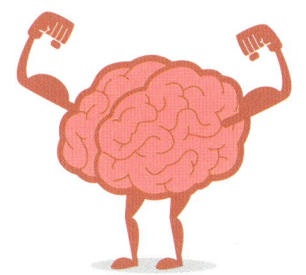

동은 뇌 건강을 유지하는 데 매우 큰 효과를 내지요.

사실 평생교육이라는 마음가짐으로 두뇌 운동을 게을리하지 않는 것이야 말로 뇌 건강을 유지하는 비결 아닌 비결이라 할 수 있을 것입니다. 그런 의미에서 이 책은 치매를 두려워하는 분들에게 매우 유용한 학습지가 될 것으로 생각합니다.

특히 50세 이상 성인 중에서 기억력 저하를 걱정하거나 가벼운 인지장애가 있는 분이라면 이 책을 이용해 보시라고 권하고 싶습니다. 잠시 짬을 내어 매일 문제를 풀어 보는 것만으로도 치매 예방을 위한 좋은 투자가 될 것입니다.

이재홍
서울아산병원 신경과 교수

들어가며

★ 치매란 무엇인가요?

치매란 기억장애를 포함하여 여러 인지기능(언어 능력, 시공간 능력, 전두엽 집행기능)에 장애가 발생하고, 이런 인지장애가 일상생활을 하는 데 지장을 주는 것을 말합니다. 다시 말해 인지장애로 가사생활, 취미생활, 직장생활, 사회생활을 이전처럼 혼자 해낼 수 없고, 다른 사람의 도움이 필요한 상태를 의미합니다.

★ 치매는 어떻게 진행되나요?

치매는 뇌졸중, 감염, 뇌외상 등으로 갑자기 오기도 하지만, 알츠하이머병(Alzheimer's disease)과 같은 경우 대부분 서서히 나타납니다. 그 과정은 보통 '정상 → 주관적 인지장애 → 경도인지장애 → 치매'의 순으로 점진적으로 진행되지요. 현재 자신의 상태가 어느 단계에 이르렀는지 판단하기 위해서는 다음의 세 가지 질문을 해봐야 합니다.

첫째, 기억력 등의 인지장애를 호소하는가?
둘째, 객관적인 인지기능검사(신경심리검사)에서 장애가 나타나는가?
셋째, 일상생활 수행능력에 문제가 있는가?

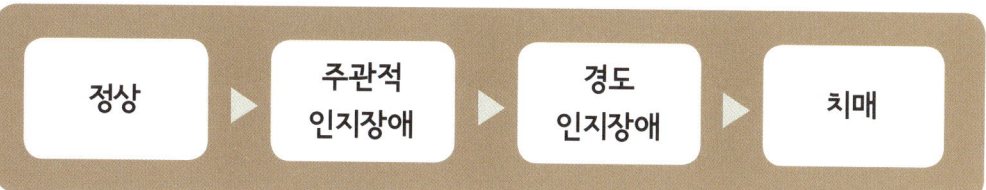

이 세 질문에 따라 각 단계의 상태를 살펴보면, '정상'은 본인이 기억력이나 다른 인지기능의 문제를 주관적으로 호소하지 않고, 객관적인 신경심리검사에서 문제가 나타나지 않으며, 일상생활 수행능력에도 어려움이 없는 상태를 의미합니다.

'주관적 인지장애'는 본인이 기억력이나 다른 인지기능의 문제를 주관적으로 호소하지만, 객관적인 신경심리검사에서는 문제가 나타나지 않고, 일상생활 수행능력도 이전과 같이 잘 유지되는 상태를 말합니다. 정상적인 노화 과정으로 볼 수 있지요.

'경도인지장애'는 치매의 전조 증상을 보이는 단계이기에 주의를 필요로 합니다. 본인 스스로 기억력이나 다른 인지기능에 문제가 있음을 인지하며, 직장 동료나 가까운 보호자처럼 제3자의 눈에도 이상 징후가 감지됩니다. 객관적인 신경심리검사에서도 인지기능의 문제가 발견되나, 일상생활을 하는 데 영향을 미칠 정도는 아니어서 이전과 같은 생활은 유지할 수 있는 상태입니다. 연구마다 조금씩 차이가 있기는 하지만, 65세 이상의 노인 가운데 경도인지장애의 유병률은 약 25%이며, 매년 이들 중 약 10~15%가 치매로 발전하는 것으로 알려져 있습니다. 따라서 경도인지장애 단계라고 해서 안심할 것이 아니라, 치매 예방을 위한 치료 및 보호자의 지속적인 관심이 필요합니다.

'치매'는 본인은 물론이고, 보호자가 보더라도 기억력이나 다른 인지기능의 문제가 뚜렷이 인식되고, 객관적인 신경심리검사에서도 인지장애가 여러 영역에 걸쳐 관찰되며, 이러한 인지장애로 인해 혼자서 일상생활을 수행할 수 없는 상태를 의미합니다.

★ 치매의 원인과 종류는 무엇인가요?

많은 사람이 '치매'를 '병명'으로 알고 있습니다. 하지만 '치매'는 위에서 설명한 것처럼 인지기능에 심각한 장애가 발생하고, 이로 인해 혼자 일상생활을 할 수 없는 '상태'를 의미하는 용어입니다. 이런 '치매' 상태를 발생시키는 질환은 매우 다양합니다. 여러 연구를 통해 지금까지 발견된 질환의 수만 약 50여 종에 이르지요. 우리가 익히 잘 알고 있는 '알츠하이머병' 또한 치매를 일으키는 원인 중 하나입니다. 이처럼 원인이 되는 병이 다양하다 보니, 환자마다 치매로의 진행 양상이 제각각이고, 치료 방법도 달라집니다. 원인 질환에 따라 상태가 계속해서 나빠지고 이전 모습으로 되돌아가지 않는 퇴행성 치매가 있는가 하면, 재활이나 약물을 통해 치료가 가능한 치매도 있습니다.

아래에 치매를 일으키는 다양한 원인 질환 가운데 대표적인 질환 몇 가지를 소개합니다.

• 알츠하이머병 (Alzheimer's disease)

알츠하이머병은 퇴행성 치매의 대표적인 질환입니다. 치매의 절반 이상이 알츠하이머병으로 인해 나타나지요. 이 병에 걸리면 뇌에 아밀로이드(amyloid)라는 이상 단백질이 생겨나고 쌓이면서 정상 뇌세포가 손상됩니다. 진행은 서서히 이루어지는데, 제일 먼저 기억장애가 발생합니다. 이후 이름 대기 장애, 계산 능력의 저하, 방향감각의 저하가 나타나고, 나중에는 남을 의심하거나 공격적인 행동을 보이는 행동장애가 동반됩니다. 그리고 이러한 증상들이 심해지면서 종국에는 독립적으로 일상생활을 할 수 없게 됩니다.

• 혈관 치매 (Vascular dementia)

혈관 치매는 뇌졸중(뇌출혈, 뇌경색)과 같은 뇌혈관 질환에 의하여 뇌 조직이 손상을 입어 치매가 발생하는 경우를 총칭합니다. 종류가 매우 다양한데, 대표적으로는 뇌로 향하는 큰 혈관들이 반복적으로 막히면서 생기는 다발성 뇌경색 치매(multi-infarct dementia), 한 번의 뇌경색으로 인하여 치매가 생기는 전략적 뇌경색 치매(single strategic infarct dementia), 작은 혈관의 막힘이 반복되어 서서히 치매가 생기는 피질하 혈관 치매(subcortical vascular dementia)가 있습니다.

혈관 치매는 갑자기 발생하는 경우가 많으며, 상당 부분 진행되고 나서야 증상이 인지되는 알츠하이머병과 달리 초기부터 한쪽 신체의 마비 증상, 구음장애, 보행장애, 시야장애 등 신경학적인 증상을 동반하는 경우가 많습니다. 뇌졸중이 발생하였다고 해서 반드시 혈관 치매가 되는 것은 아니며, 뇌졸중 발생 후에 객관적인 신경심리검사에서 인지장애가 관찰되며, 이런 인지기능의 문제로 인해 혼자 일상생활을 하기 어려운 상태일 때 혈관 치매로 진단될 수 있습니다. 뇌졸중이 발생했을 당시에는 인지기능에 문제가 발견되었더라도 시간이 지남에 따라서 호전되는 경우도 있기 때문에, 일정 시간이 지난 후에 자세한 신경심리검사를 통해 인지기능의 문제를 확인해야 합니다.

• 전두측두치매 (Frontotemporal dementia)

전두측두치매는 두뇌의 전두엽에서부터 측두엽까지 위축이 발생하여 이로 인해 인지장애가 생기는 것을 말합니다. 첫 증상은 주로 성격 변화나 이상행동으로 나타나며, 판단력이 떨어지고 감정 조절 및 충동 억제가 잘되지 않아 사람들과의 관계에서 문제가 생기고, 보호자를 곤란하게 하는 경우가 많습니다. 평균 발병 연령은 50-60대로 젊은 편입니다.

★ 뇌의 구조와 역할은 무엇인가요?

아주 오래전 사람들은 인간의 생각과 행동의 원천이 심장이라고 생각했습니다. 그러나 뇌 과학이 발전함에 따라 그것이 심장이 아닌 뇌가 하는 일이라는 것이 밝혀졌지요. 말하고, 기억하고, 판단하는 인간의 모든 행동은 바로 우리 몸무게의 2%밖에 되지 않는 뇌의 활동으로 결정됩니다.

더불어 뇌 과학은 뇌의 구조와 기능 또한 밝혀내었습니다. 인간의 뇌는 상황에 따라서 여러 구조가 동시에 협력하여 기능하기도 하지만, 기본적으로는 각자 서로 다른 기능을 맡으며 분화되어 있습니다. 대표적인 예가 바로 왼쪽 뇌(좌반구)와 오른쪽 뇌(우반구)입니다.

왼쪽 뇌

왼쪽 뇌는 주로 언어와 관련된 기능을 맡고 있습니다. 역사적으로 볼 때 뇌의 인지기능에 대한 연구는 언어에서 시작되었습니다. 따라서 언어기능을 맡는 뇌를 '우세반구'라고 부릅니다. 언어기능이란 사람들과 대화할 때 자신이 하고 싶은 말을 유창하게 표현하고, 상대의 말을 이해하여 상황이나 문장에 맞게 단어를 표현하는 능력을 의미합니다. 학습된 언어를

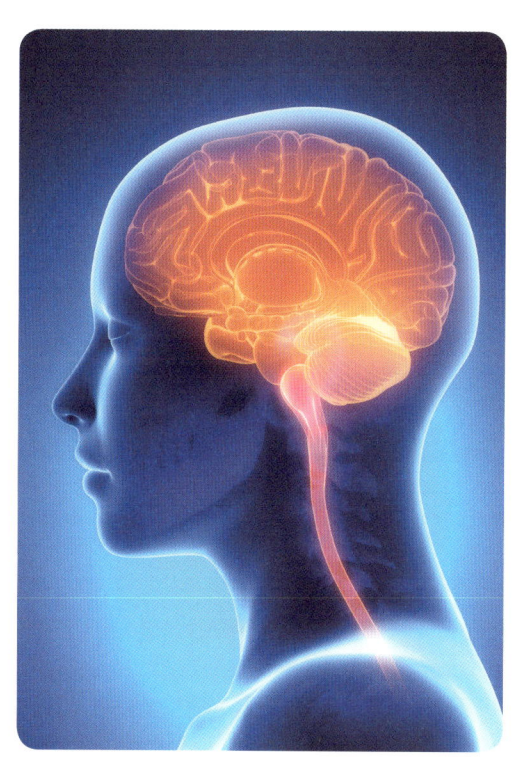

읽고 쓰는 것 또한 포함되지요.

왼쪽 뇌가 하는 일 중 무엇보다 중요한 것은 말이나 글로 이루어진 정보를 듣고 저장한 뒤, 필요할 때 꺼내어 쓸 수 있도록 하는 일입니다. 즉, 왼쪽 뇌는 언어적 정보의 학습과 기억 면에서 핵심적인 역할을 맡고 있습니다.

대부분의 사람은 왼쪽 뇌가 우세반구이며, 오른손잡이 중 96%가 왼쪽 뇌에서 언어기능을 맡고 있습니다. 그렇다면 왼손잡이인 사람은 어떨까요? 많은 사람이 왼손잡이는 오른손잡이와 반대로 오른쪽 뇌에서 언어기능을 맡고 있을 거라고 오해합니다. 그러나 왼손잡이도 70%의 사람들은 왼쪽 뇌에서 언어기능을 맡고 있습니다.

그 밖에도 왼쪽 뇌는 숫자의 계산, 자기 신체의 위치나 이름을 인식하는 일, 도구를 사용하는 방법을 익히고 필요할 때 이를 자연스럽게 사용하도록 하는 일 등 다양한 역할을 맡고 있습니다. 예를 들어 똑같이 젓가락을 보았을 때 우리나라 사람과 서양인의 반응이 어떻게 다를지 한번 떠올려 보세요. 처음 본 젓가락을 어떻게 쓸지 몰라 당황해하는 서양인과 달리, 우리나라 사람은 능숙하게 사용할 수 있을 것입니다. 심지어 젓가락으로 물건을 집는 것을 떠올리기만 해도 뇌가 반응하여 손이 저절로 움직이지요. 그 역할을 왼쪽 뇌가 담당하고 있습니다.

오른쪽 뇌

오른쪽 뇌는 비언어기능을 담당하고 있습니다. 역사적으로 오른쪽 뇌는 비언어기능을 담당하는 '비우세반구'이기 때문에 언어기능을 담당하는 왼쪽 뇌보다 상대적으로 덜 주목을 받았습니다. 그래서 오른쪽 뇌의 기능 연구는 비교적 늦게 이루어졌습니다.

오른쪽 뇌의 기능은 시각적·공간적 정보의 처리와 관계가 있습니다. 사물을 보고 그것이 무엇인지, 또는 사람을 보고 그가 누구인지 알아보는 '무엇what'에 대한 정보처리를 맡고 있지요. 또한 약도나 그림과 같은 2차원 공간에서 사물의 위치를 찾거나, 3차원 공간 내에서 길을 잃지 않고 목적지까지 찾아갈 수 있도록 하는 '어디where'에 대한 정보처리도 담당합니다. 오른쪽 뇌는 이렇게 처리된 시공간 정보를 저장한 뒤에 나중에 필요할 때 꺼내어 쓸 수 있도록 해 줍니다. 시각적 기억 면에서 중요한 역할을 하는 셈이지요. 우리가 갔던 길을 잃어버리지 않고 다음에 다시 찾아갈 수 있는 것도 모두 오른쪽 뇌가 잘 작동한 덕분입니다.

더불어 오른쪽 뇌는 정서나 음악, 미술과 같은 예술적 활동에서도 핵심적인 역할을 합니다.

★ 대뇌는 어떻게 구성되어 있을까?

사람의 뇌는 우리 몸무게의 2%밖에 차지하지 않지만 심장에서 20%의 혈액을 공급받고 신체가 사용하는 에너지의 25%를 소비하는 부분입니다. 대뇌의 내부 구조를 살펴보면 바깥쪽에 있는 회백질이라는 부분과 안쪽에 있는 백질이라는 부분으로 나눌 수 있습니다. 둘 중에서 바깥쪽에 있는 회백질 부분이 중요한데 이 부분이 바로 인지기능을 담당하니

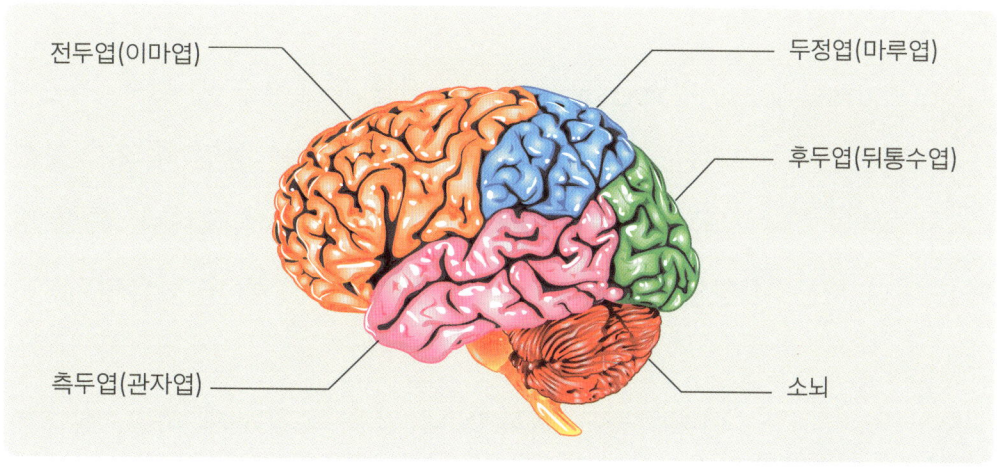

다. 백질은 멀리 떨어져 있는 뇌의 바깥쪽 부분들끼리 정보를 주고 받을 수 있도록 연결해 주는 역할을 합니다. 뇌의 표면이라고 할 수 있는 회백질은 평평한 구조로 되어 있지 않고 구불구불하게 주름져 있어서 더 많은 정보를 효과적으로 처리할 수 있게 만들어져 있습니다. 위쪽으로 올라온 부분은 이랑이라고 부르고 계곡처럼 안쪽으로 들어가 있는 부분을 고랑이라고 부릅니다. 대뇌는 비교적 크게 움푹 들어간 고랑을 따라서 몇 개의 구조물로 나눌 수 있습니다. 가장 앞쪽에 있는 부분을 전두엽(이마엽)이라 부르는데 전두엽은 어떤 목표를 설정하고, 그 목표를 이루기 위해 계획하고, 전략을 짜는 역할을 하고 상황을 판단하고 결정하는 것과 같은 역할을 하게 됩니다. 뇌의 관리자와 같은 역할을 맡고 있다고 할 수 있습니다. 전두엽의 뒤쪽에 있는 부분을 두정엽(마루엽)이라고 부르는데 왼쪽 두정엽은 계산하기, 읽고 쓰기, 도구사용과 관련된 기능, 오른쪽 두정엽은 길찾기 같은 '어디'와 관련된 정보처리를 담당하게 됩니다. 양쪽 귀 옆에 있는 측두엽(관자엽)의 안쪽 깊숙한 곳에 해마라는 중요한 부분이 있는데, 이 부분은 새로운 정보를 학습하고 저장하는 데 핵심적인 역할을 하게 됩니다. 뇌의 가장 뒤쪽에 있는 후두엽(뒤통수엽)은 눈으로 들어온 시각적 정보를 받아서 처리하는 데 중요한 역할을 하게 됩니다.

★ 인지기능과 뇌

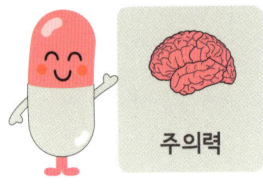
주의력은 모든 인지과제를 수행하는 데 있어 기본이 되는 필수 기능으로, 문제를 푸는 동안 주의가 분산되지 않도록 집중력을 발휘하게 해 줍니다. 특정 영역을 떠나 모든 뇌 영역이 주의력과 관련되어 있다고 볼 수 있습니다.

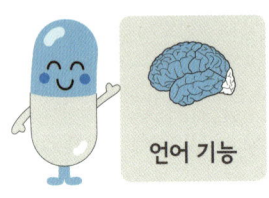
언어기능은 대화할 때 말을 유창하게 하고, 상대의 말을 잘 이해하며, 단어를 적절하게 표현하는 능력을 말합니다. 뿐만 아니라 읽고, 쓰고, 계산하는 능력까지 포함하지요. 주로 왼쪽 뇌의 기능과 관계가 있습니다. 왼쪽 뇌의 전두엽(이마엽)은 말하기, 측두엽(관자엽)은 언어 이해하기, 단어 말하기, 두정엽(마루엽)은 읽기, 쓰기, 계산하기 등을 담당합니다.

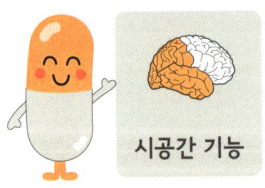
시공간기능은 시각적으로 제시되는 2차원 그림 혹은 물체를 지각하고 인식하는 능력부터, 3차원 공간에서 길을 찾거나 레고 블록을 조립하는 등의 능력을 모두 포함합니다. 주로 오른쪽 뇌의 기능과 관계가 있습니다. 오른쪽 뇌의 측두엽(관자엽)은 물체를 지각하고 인식하는 능력, 두정엽(마루엽)은 공간에서 길을 찾거나 블록을 조립하는 능력을 담당합니다.

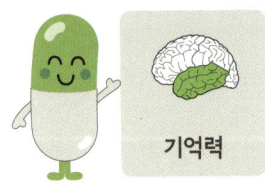
기억력은 새로운 정보를 학습하여 잘 저장해 두었다가 나중에 필요할 때 다시 꺼내어 사용하게 하는 기능입니다. 크게 언어 정보를 기억하는 언어적 기억력과 시각 정보를 기억하는 시각적 기억력으로 나눌 수 있습니다. 주로 해마를 포함하는 양쪽 측두엽(관자엽)이 담당하는데, 왼쪽 측두엽(관자엽)은 언어적 기억력과, 오른쪽 측두엽(관자엽)은 시각적 기억력과 관계가 있습니다.

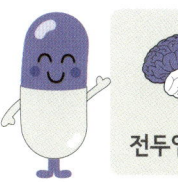

전두엽기능은 다른 말로 집행기능이라고 불려지는데, 세상을 살아가면서 목표를 세우고, 목표에 도달하기 위한 계획을 짜고, 그중에서 가장 좋은 방법을 선택하고, 실제로 실행을 하고, 실행한 방법이 잘 되었는지 평가하는 모든 과정과 관련된 기능입니다. 따라서 뇌의 오른쪽, 왼쪽 전두엽(이마엽)이 모두 관련될 수 있습니다.

★ 신경세포(neuron)는 어떻게 생겼나요?

사람의 신경계는 중추신경계와 말초신경계로 이루어져 있는데, 뇌는 그중에서도 중추신경계에 속해 있습니다. 그리고 이런 신경계를 구성하는 가장 작은 단위가 바로 '신경세포(neuron)'입니다. 사람의 뇌는 약 1천억 개의 신경세포가 조직적으로 연결된 구조를 띠고 있습니다. 신경세포는 '세포체', '수상돌기', '축삭'이라는 구조물로 이루어져 있으며, 신경세포 간의 연결 부위를 '시냅스'라 부르는데, 각각의 신경세포들이 이를 통해 서로 정보를 주고받을 수 있습니다.

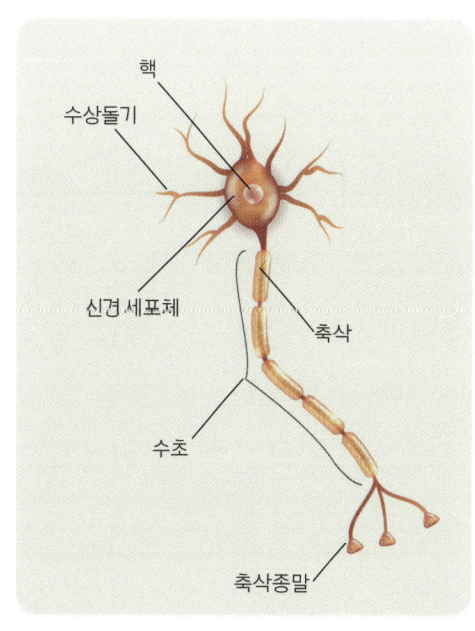

그 과정을 자세히 살펴보면, 우선 자극을 받은 신경세포가 전기신호를 만들어 세포 내에서 전기적 메시지를 전달합니다. 이렇게 만들어진 전기신호는 신경전달물질이라는 화학적 메시지로 바뀌어 다른 신경세포로 전달되지요. 이러한 메시지 전달은 시냅스라는 연결고리가 빽빽하게 많을수록, 또 연결된 신경세포가 손상 없이 튼튼할수록 더 빠르게 전달되어 뇌가 효율적으로 기능하게 됩니다. 반대로 노화나 질병으로 인해 신경세포가 손상되었거나, 시냅스 연결이 끊어졌거나 느슨할수록 뇌 기능이 제대로 작동되지 않고 효율이 떨어집니다.

★ 인지훈련이 중요한 이유는 무엇인가요?

과연 뇌도 훈련을 통해 튼튼해질 수 있을까요? 마치 신체 운동을 하면 몸의 기능이 향상되는 것처럼 말입니다. 이처럼 인지훈련은 인지기능을 향상시키기 위해 지속적인 뇌 운동을 하는 활동을 의미합니다. 기억력, 집중력, 시공간 능력, 언어 능력 및 문제 해결 능력 등 다양한 인지기능을 집중적으로 훈련해 기능을 향상하거나 유지하는 것이지요.

과거에는 인간의 뇌 기능은 나이가 들수록 저하되고, 한 번 저하된 기능은 다시 되돌릴 수 없다는 생각이 지배적이었습니다. 하지만 최근 과학기술과 뇌 연구의 발달로 뇌 가소성(뇌가 변화할 수 있다)에 대한 연구가 활발히 이루어지면서, '뇌는 일생동안 변화하며, 학습과 환경의 변화를 통해 뇌의 변화를 이끌어낼 수 있다'는 증거들이 대거 등장하였습니다. 그리고 이제 뇌는 한 번 안정화되면 변화하지 않는 기관이 아니라, 우리의 노력을 통해 변화시킬 수 있는 기관으로 인식되고 있습니다.

최근 축적된 연구 결과들을 보면, 노년기에서도 뇌 가소성의 잠재력이

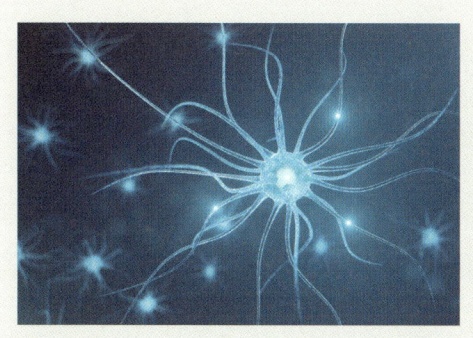 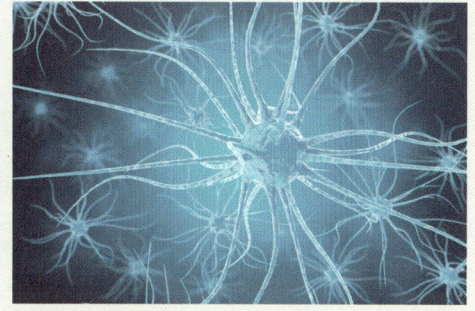

지속적인 인지훈련을 할 때 뇌 속에서 일어날 수 있는 신경망 변화(시냅스 증가)

발견되었으며, '인지훈련이 노년기의 인지기능 저하를 막을 수 있고, 치매의 발병을 늦추는 효과를 보였다'는 보고도 다수 등장합니다. 초기 치매와 경도인지장애 환자를 대상으로 한 연구들 역시 '인지훈련이 저하된 인지기능을 회복시키는 데 효과가 있다'고 밝히고 있으며, 뇌 영상 분석과 같은 최신 기술을 통해 뇌의 직접적인 변화가 입증되기도 했습니다.

이런 맥락에서 기억력, 주의력, 언어 능력 등과 같은 여러 가지 인지훈련 과제를 꾸준히, 그리고 열심히 수행하면 신경세포 간의 연결고리가 튼튼해지고(시냅스의 수가 증가하고), 뇌세포 수가 증가하는 등 뇌에 변화가 일어납니다. 그리고 이러한 변화는 인지기능의 향상으로 이어집니다.

더욱 놀라운 것은 이런 뇌의 변화가 젊은 사람뿐 아니라 노인에게서도 나타난다는 사실입니다. 그렇기 때문에 꾸준하게 인지훈련을 반복한다면 우리 뇌의 시냅스 연결고리를 더욱 튼튼하게 만들 수 있고, 노화로 인해 뇌 기능이 저하되어 치매에 이르는 일 역시 막을 수 있을 것입니다.

★ 치매 예방 문제집 《365 브레인 피트니스》 활용방법

치매 예방 문제집 《365 브레인 피트니스》는 뇌의 전반적인 영역을 모두 활용할 수 있도록 인지기능을 향상시킬 수 있는 다양한 문제들로 구성되어 있습니다. 목표는 매일 3쪽씩 꾸준히 문제를 푸는 것으로, 하루는 주의력, 언어기능, 시공간기능, 전두엽기능 중 3개의 인지기능을 훈련할 수 있도록 구성되어 있고, 또 하루는 기억력 훈련이 필수적으로 포함되어 있으며, 주의력, 언어기능, 시공간기능, 전두엽기능 중 1개의 인지기능을 함께 훈련할 수 있게 되어 있습니다.

매일 꾸준히 신체적인 운동을 하면 점차 몸에 근육이 생겨 튼튼해지고 건강을 오래도록 유지할 수 있습니다. 마찬가지로 뇌 운동도 매일 꾸준히 하면 뇌에 근육이 만들어집니다. 인지기능 향상에 도움이 되는 문제들을 푸는 것만으로 뇌 기능을 향상할 수 있다는 말입니다. 365일 동안 꾸준히 브레인 피트니스를 실천함으로써 뇌를 튼튼하게 만들고 뇌 건강을 유지하도록 돕는 것이 이 책의 목적입니다.

누구나 손쉽게 뇌를 단련하자!

치매는 눈에 보이지 않게 서서히 진행되며, 뇌에서 문제가 발생한 지 약 10여 년이 지나서야 겉으로 문제가 드러나는 경우가 많습니다. 그렇다면 어떻게 치매를 막을 수 있을까요? 치매 예방의 가장 좋은 길은 남아 있는 건강한 뇌세포를 잘 관리하는 것입니다. 따라서 일찍부터 브레인 피트니스를 시작하는 것이 좋습니다.

《365 브레인 피트니스》는 치매 예방을 원하는 분이나 현재의 인지기능을 잘 유지하여 건강한 노후를 보내길 원하는 분들을 위해 만들어졌습니다. '요즘 자꾸 깜박깜박하는데 이게 혹시 치매는 아닐까?', '나중에 내가 혹시 치매 환자가 되는 건 아닐까?'라고 걱정만 하고 계시는 분이 있다면 아직 늦지 않았으니 지금 바로 브레인 피트니스를 시작하시면 됩니다.

매일 20분 정도의 시간을 투자하여 정해진 분량의 문제를 풀어 보세요. 물론 시작이 반이라는 말이 있긴 하지만, 치매 예방 문제집 《365 브레인 피트니스》의 핵심은 "매일", "꾸준히" 하는 것입니다. 매일 꾸준히 해야만 의미 있는 변화가 일어나기 때문에 하루도 빠짐없이 뇌 운동을 하는 것이 중요합니다. 그러기 위해서는 꾸준한 노력이 필요합니다.

이 책에는 다양한 난이도의 문제가 섞여 있기 때문에 어떤 문제는 너무 쉽게 느껴질 수 있고, 또 어떤 문제는 너무 어렵게 느껴질 수도 있습니다. 다양한 난이도의 문제를 풀어 보는 것이 뇌에 자극이 되고 도움이 되므로, 쉬운 문제는 가벼운 마음으로 풀어 보시고 어려운 문제는 도전하는 마음으로 풀어 보시기 바랍니다. 문제를 다 풀기 전에 성급하게 답안지를 보지 마시고, 최대한 답을 찾고자 노력하여 하루의 분량을 다 마친 후에 답을 확인해 보세요. 정답을 맞히는 것도 좋은 훈련이 되지만 왜 틀렸는지 이유를 확인하고 찾아가는 과정 역시 훌륭한 뇌 훈련이 되기 때문에 틀렸다고 실망하거나 좌절하지 않으셨으면 합니다. 열심히 고민해 보아도 틀린 부분이 이해가 되지 않는다면 가족들(배우자, 자녀, 손주 등) 또는 친구에게 질문하여 꼭 이해하고 넘어가세요. 뇌에 더욱 단단한 근육이 생기게 될 것입니다.

치매 예방 문제집 《365 브레인 피트니스》는 한 권당 한 달 동안 풀 수 있는 문제를 담았으며, 총 12권의 책으로 구성될 예정입니다.

부디 이 책을 통해 건강하고 활기찬 노년을 즐기시길 바랍니다.

저자 일동

일러두기 - 꼭 읽어주세요!

1. 《365 브레인 피트니스》는 **한 권당 1개월** 과정입니다.

2. 《365 브레인 피트니스》는 **하루에 3쪽씩** 주의력, 언어기능, 시공간기능, 기억력, 전두엽기능 중 2~3개의 인지기능을 매일 훈련할 수 있는 문제로 만들어졌습니다.

3. 《365 브레인 피트니스》는 **다양한 난이도**의 문제가 섞여 있습니다. 다양한 난이도의 문제를 풀어 보는 것이 뇌에 자극이 되고 도움이 되기 때문입니다.

4. 《365 브레인 피트니스》는 **문제를 다 풀기도 전에 성급하게 답안지를 확인하지 않는 것**을 권합니다. 정답을 맞히는 것도 좋은 훈련이 되지만 왜 틀렸는지 이유를 확인하고 찾아가는 과정 역시 훌륭한 뇌 운동이 될 수 있습니다. 답을 맞히지 못했다고 실망하거나 좌절하지 마시고, 주위 분들에게 질문하여 꼭 이해하고 넘어가세요. 뇌에 더욱 단단한 근육이 생기게 될 것입니다.

5. 《365 브레인 피트니스》는 **"매일"**, **"꾸준히"** 하는 것이 **핵심**입니다. 1년 365일 동안 브레인 피트니스(뇌를 튼튼하게 하는 운동)를 실천함으로써, 건강한 뇌를 유지하는 데 도움을 받으실 수 있을 것입니다.

365 Brain Fitness
365 브레인 피트니스

09

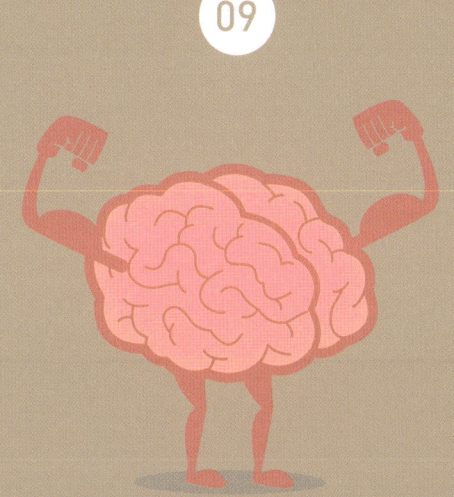

튼튼하고 건강한 뇌를 위해
1년 365일 매일매일 꾸준히 문제를 풀어보세요!

자, 그럼 시작해볼까요?

1일

날짜: _____ 년 ___ 월 ___ 일 ___ 요일   날씨: ___
시작 시각: ___ 시 ___ 분   마친 시각: ___ 시 ___ 분

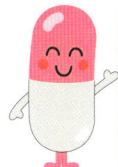 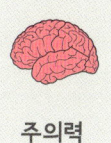 다음의 규칙 대로 출발에서 도착까지 선으로 연결해 보세요.

규칙

	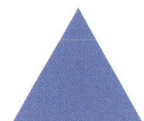		
●	▲	■	◆
오른쪽으로 한 칸	왼쪽으로 한 칸	위로 한 칸	아래로 한 칸

출발

●	●	◆	▲
◆	▲	▲	◆
◆	●	●	◆
●	■	■	●

도착

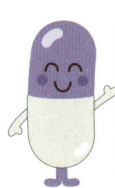 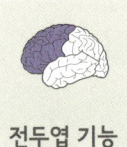

종이컵 쌓기 놀이를 하려고 합니다. 보기 를 참고하여 만약 5층으로 쌓아 올리기를 한다면 총 몇 개의 종이컵이 필요할까요? (   )에 개수를 적고 빈칸에 그림도 그려 보세요.

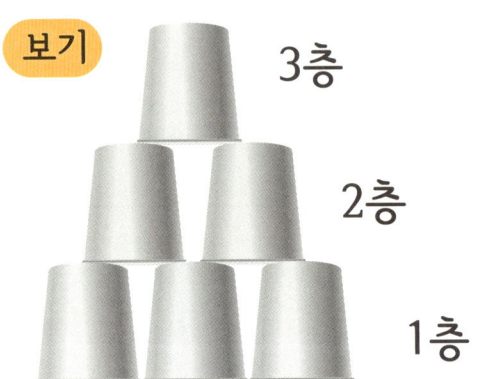

종이컵 (6) 개

종이컵 (   ) 개

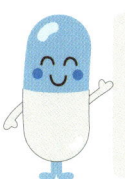
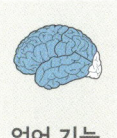

언어 기능

다음 보기 의 채소와 과일을 아래 표에서 찾아 가로 또는 세로로 ○ 표시해 보세요.

보기

옥수수, 고구마, 완두콩, 청포도, 파프리카

역	옥	수	수	돌	파
마	피	리	고	미	프
청	포	도	구	늘	리
올	솔	길	마	빼	카
늘	완	두	콩	푸	른

2일

날짜: _____ 년 _____ 월 _____ 일 _____ 요일   날씨: _____
시작 시각: _____ 시 _____ 분   마친 시각: _____ 시 _____ 분

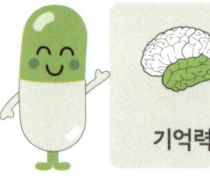
기억력

다음은 우리 몸의 뼈에 대한 위치와 명칭입니다. 점선을 따라 뼈 이름을 써 보면서 잘 기억해 두세요.

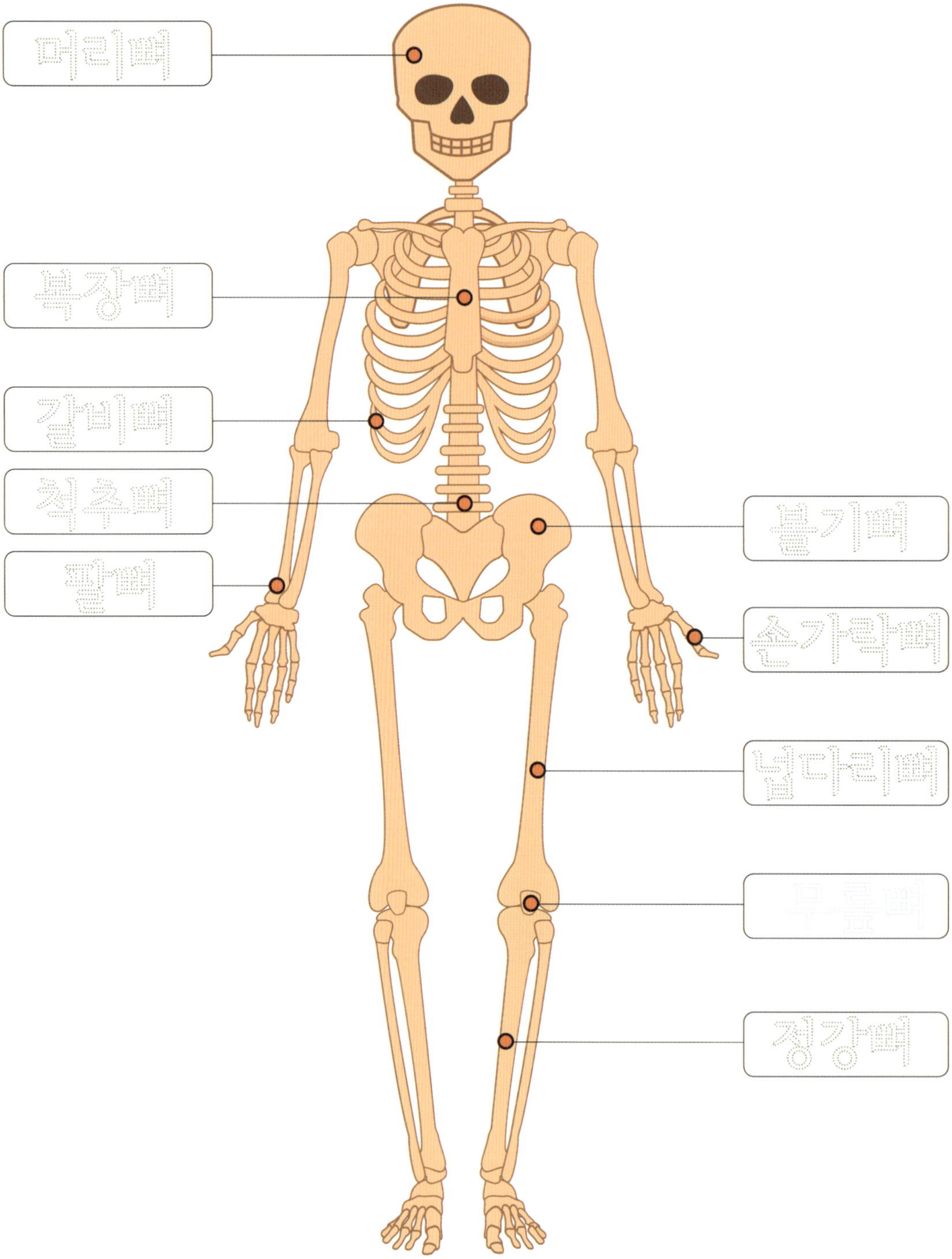

- 머리뼈
- 복장뼈
- 갈비뼈
- 척추뼈
- 팔뼈
- 볼기뼈
- 손가락뼈
- 넙다리뼈
- 무릎뼈
- 정강뼈

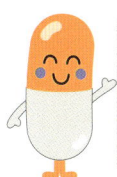 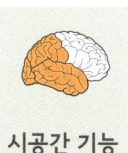

다음 물놀이하는 아이들 중 왼쪽을 보고 있는 아이는 ○, 오른쪽을 보고 있는 아이는 △, 정면을 보고 있는 아이는 □ 표시해 보세요.

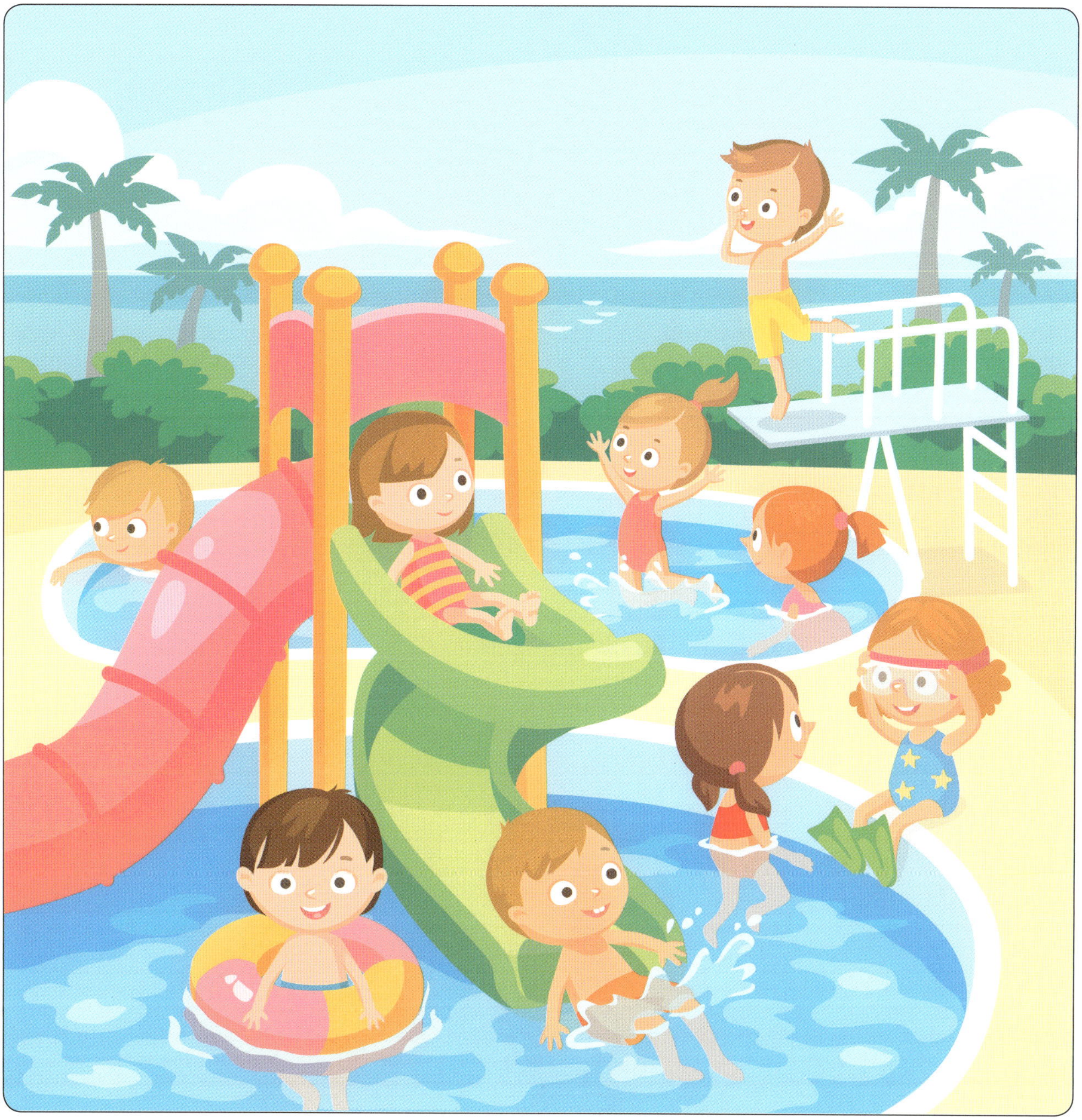

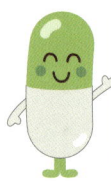 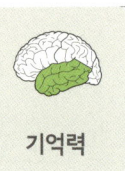

기억력

앞 장(26쪽)에서 외웠던 뼈 이름을 떠올리며, 네모 칸에 적어 보세요.

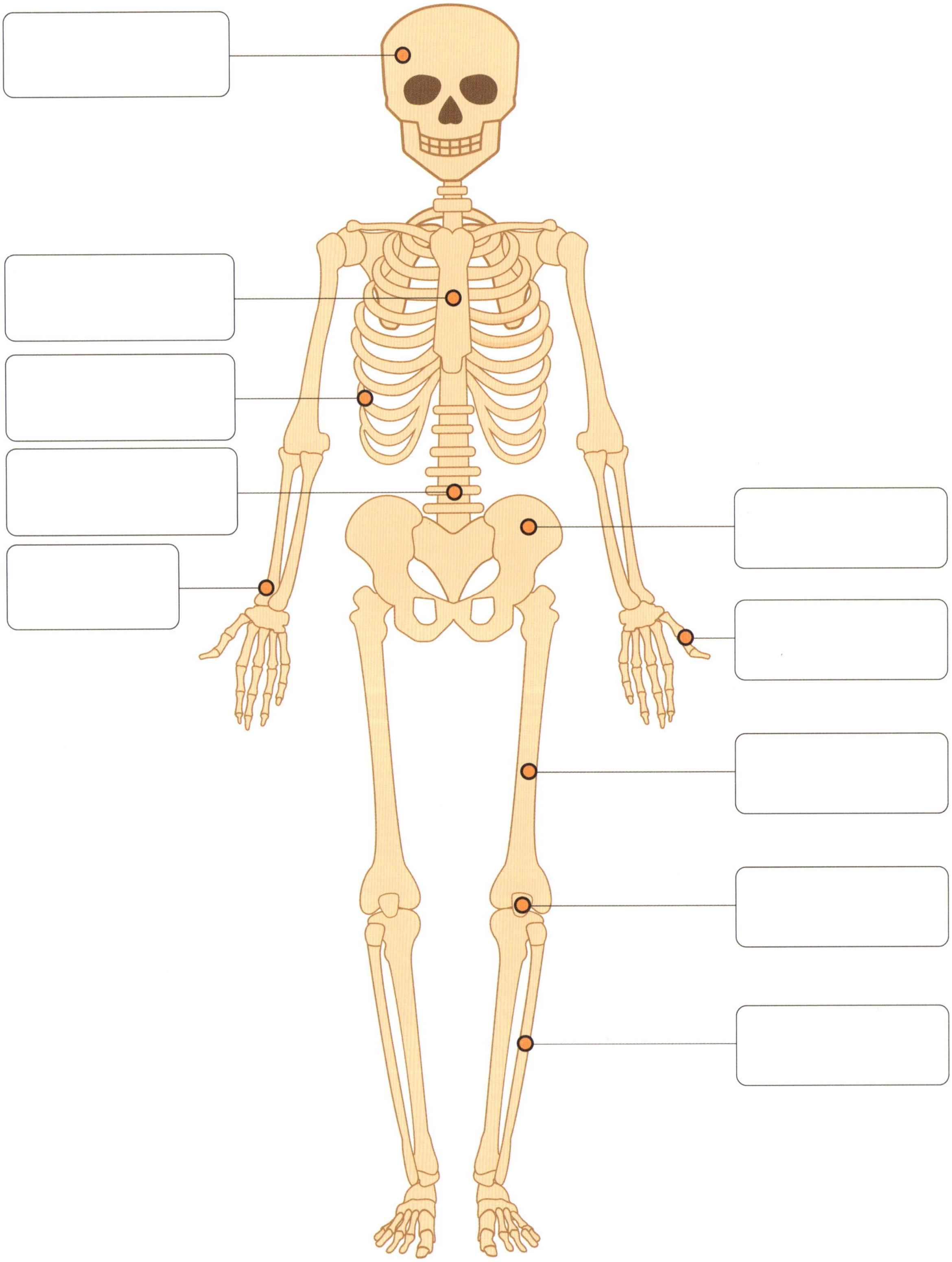

3일

날짜: _____ 년 _____ 월 _____ 일 _____ 요일　날씨: _____
시작 시각: _____ 시 _____ 분　마친 시각: _____ 시 _____ 분

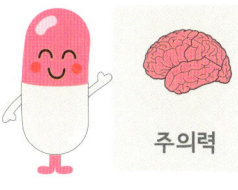

다음 그림에서 작은 삼각형 ▲을 모두 찾아 ○ 표시하고 개수도 적어 보세요.

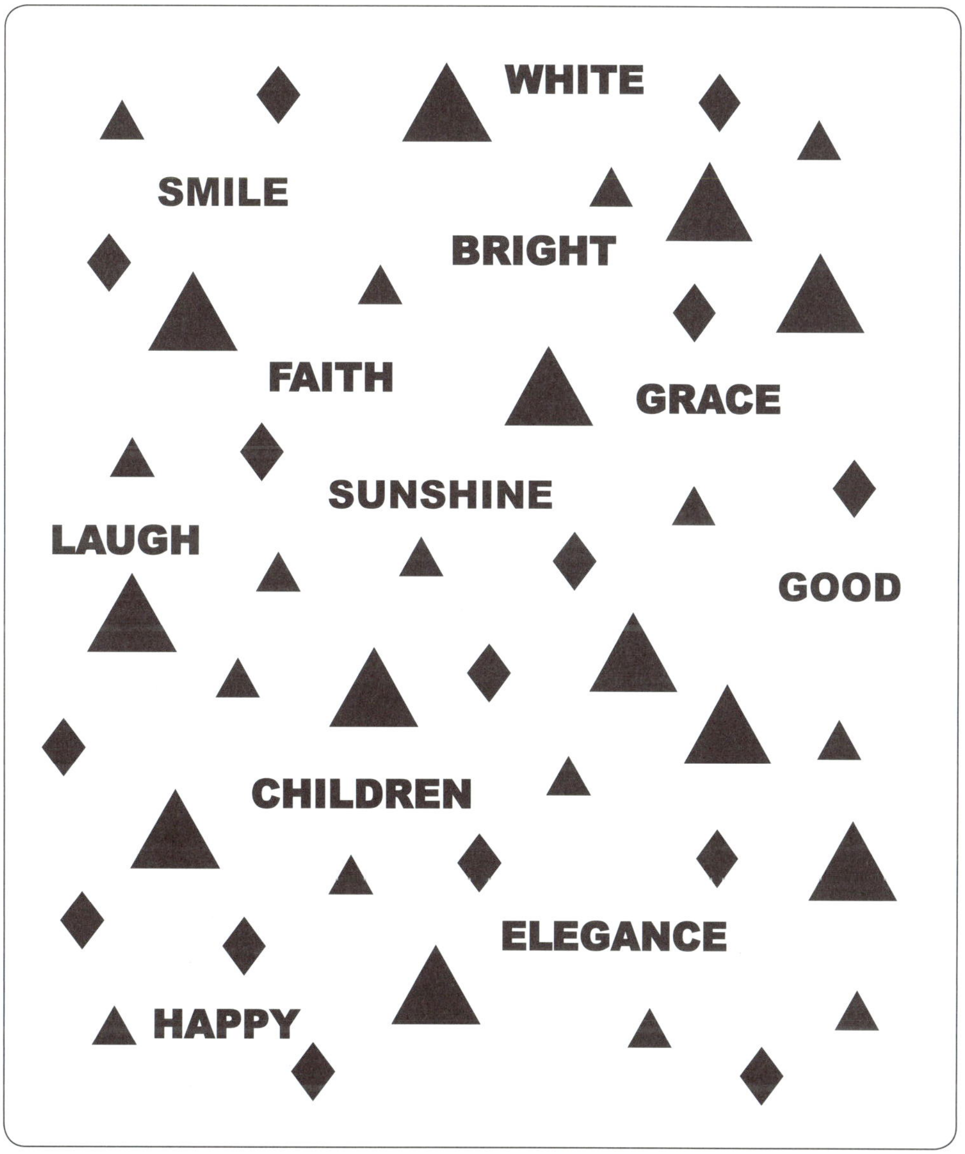

(　　) 개

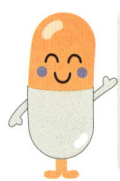 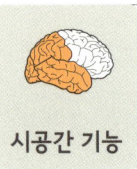 다음 사물 중 연관성이 가장 적은 하나를 골라 ○ 표시하세요.

1.

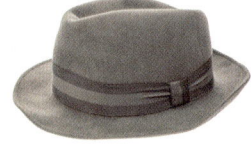 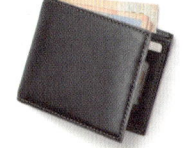 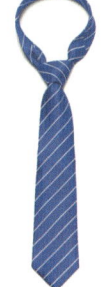 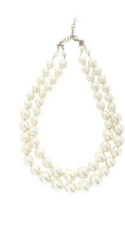

2.

①   ④

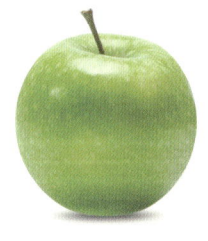 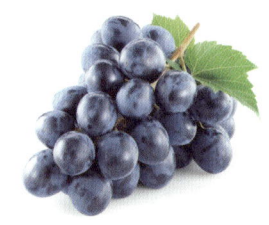 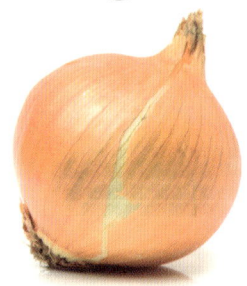 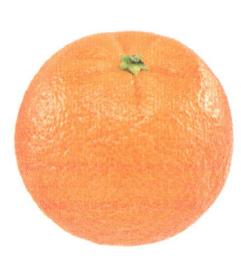

3.

① ②

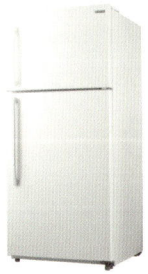 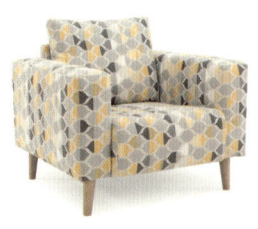 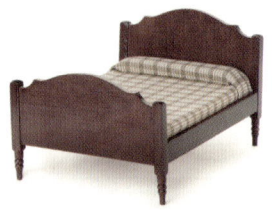 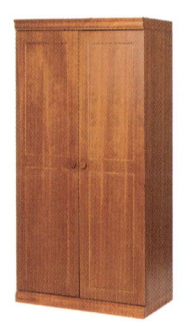

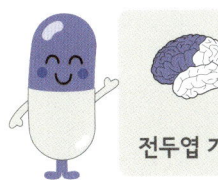
전두엽 기능

다음 꽃잎을 잘 보면 꽃잎의 색깔이 일정한 규칙에 따라서 변하고 있어요. 마지막 꽃에 알맞은 꽃잎 색깔 번호를 적어 보세요.

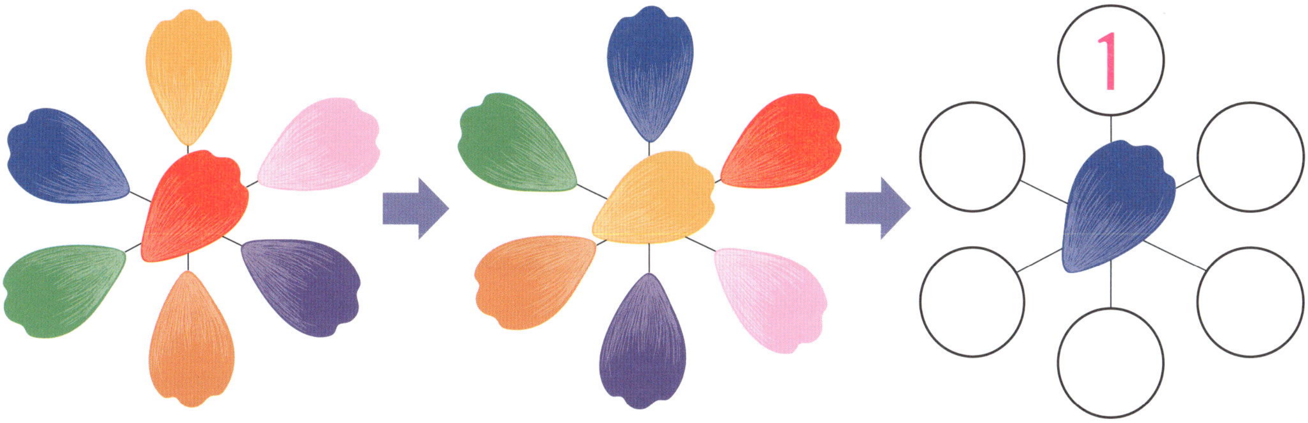

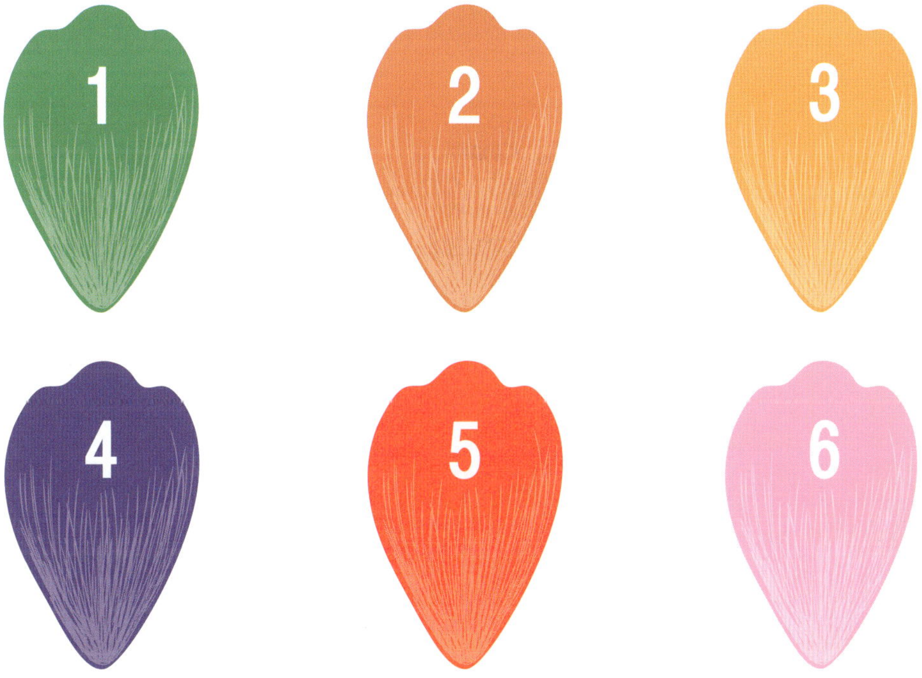

4일

날짜: _____ 년 _____ 월 _____ 일 _____ 요일   날씨: _____
시작 시각: _____ 시 _____ 분   마친 시각: _____ 시 _____ 분

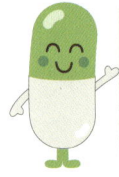 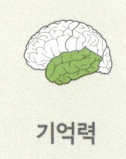
기억력

아래 왼쪽 그림은 개업 간판에 들어갈 그림입니다. 각 그림과 업체를 짝지어서 잘 기억해 두세요.

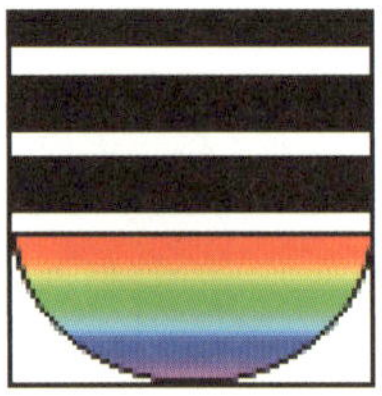

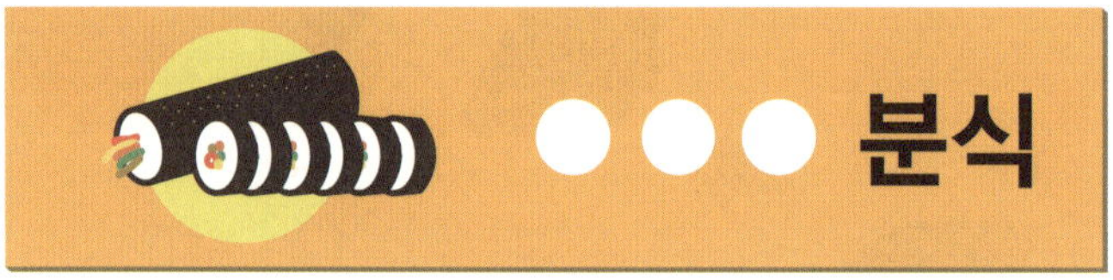

— 분식
우동, 김밥 파는 곳

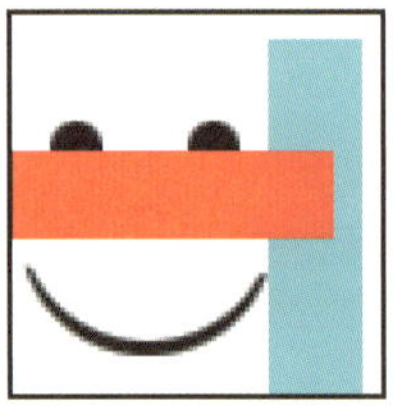

— 아동복
아동복 파는 곳

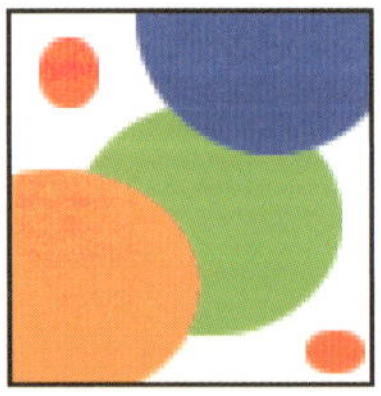

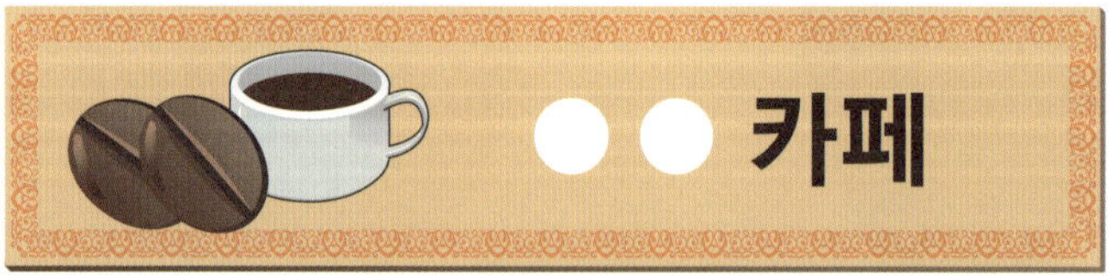

— 카페
과일주스를 전문으로 파는 곳

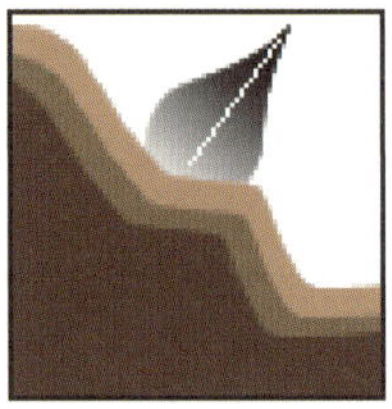

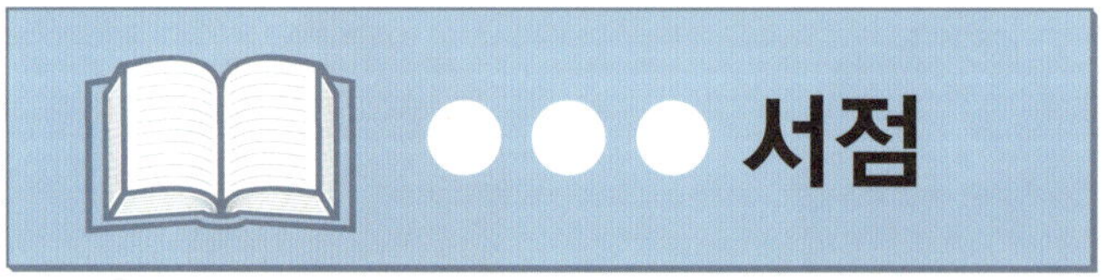

— 서점
중고 서적 파는 곳

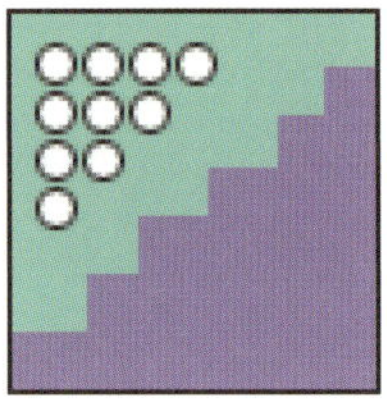

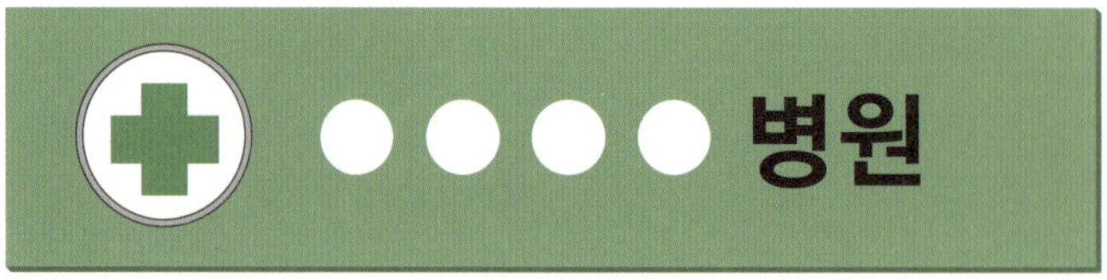

— 병원
척추/관절 전문 병원

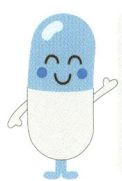 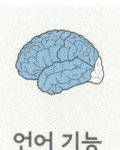

다음 보기 에 제시된 자음과 모음을 활용하여 만들 수 있는 단어를 빈칸에 적어 보세요.

| 보기 | ㄱㅁㅓㅣ | 거 | 미 |

ㅅㅎㅗㅜ → 호 수

ㄱㄴㄹㅈㅓㅗ → 계 절

ㄴㄴㄹㅁㅅㅏㅜ → 소 나 무

ㄹㅇㅇㅎㅣㅗㅛ → 휴 일

ㄴㅅㅈㅣㅣㄹ → 진 실

ㄹㅁㅍㅎㅏㅣㅜ → 파 미 르

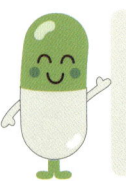 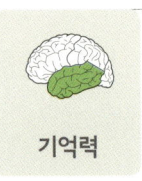 기억력

앞 장(32쪽)에서 외웠던 그림을 떠올리며 각 간판에 해당하는 알맞은 그림을 연결해 보세요.

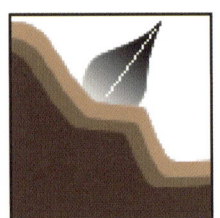
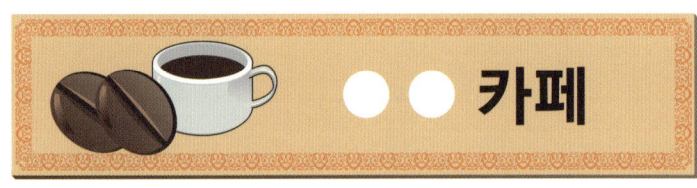 카페

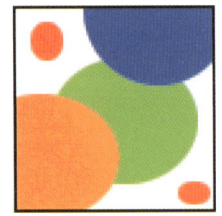
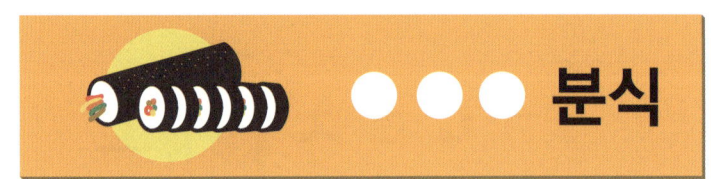 분식

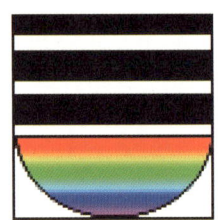
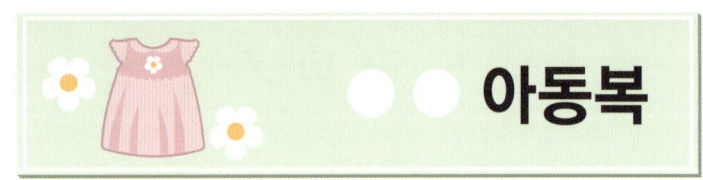 아동복

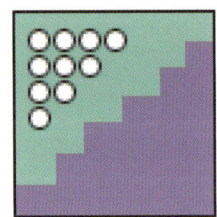
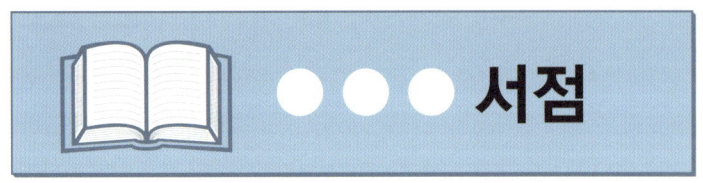 서점

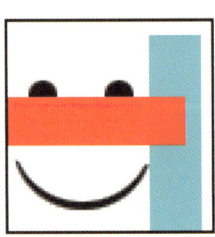
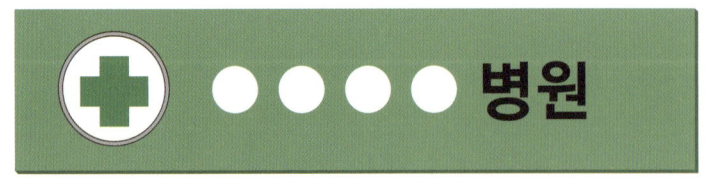 병원

5일

날짜: _____ 년 ___ 월 ___ 일 ___ 요일 날씨: _____
시작 시각: ___ 시 ___ 분 마친 시각: ___ 시 ___ 분

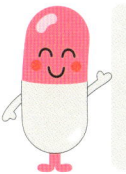 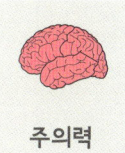

다음은 볼링 게임 중에 쓰러뜨리지 못하고 남겨진 핀들입니다. 그렇다면 쓰러뜨린 볼링핀은 몇 개일까요?

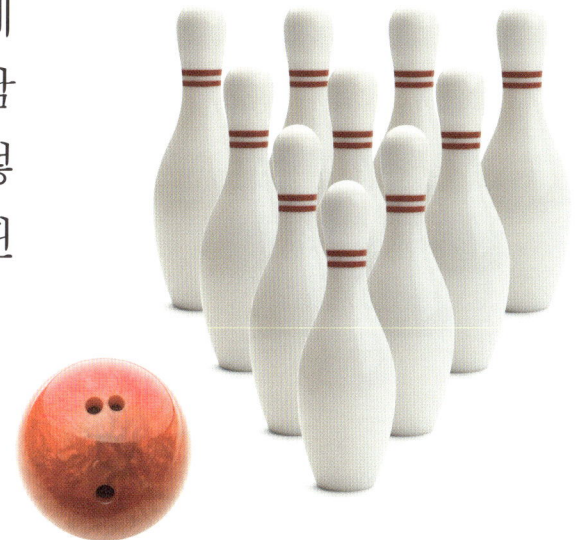

1.
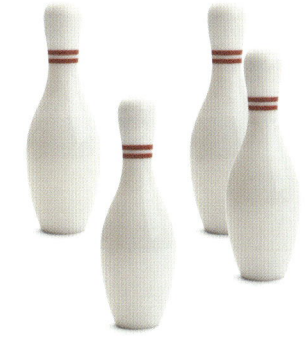 ( ) 개

2.
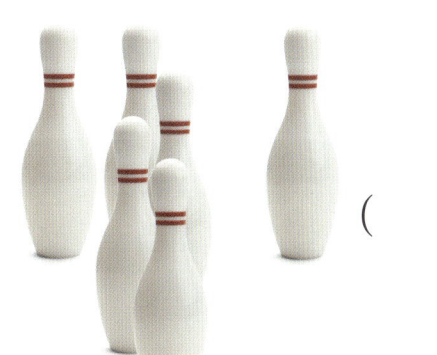 ( ) 개

3.
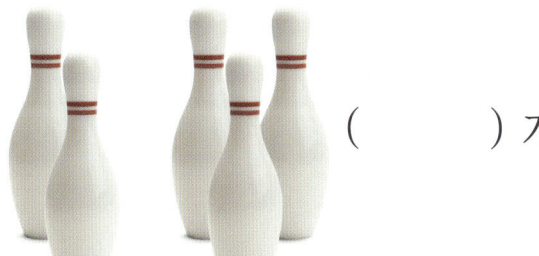 ( ) 개

4.
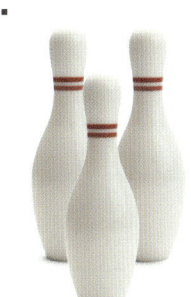 ( ) 개

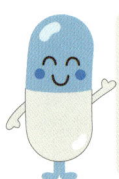

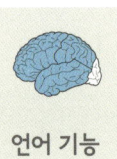

언어 기능

다음 빈칸에 들어갈 말을 보기 에서 찾아 낱말 퍼즐을 완성해 보세요.

	출		
고			
		요	

보기

출입구, 마요네즈, 외출, 고향,
요일, 치즈, 고구마

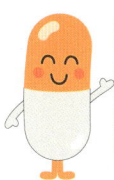 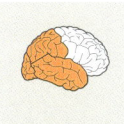

보기 와 같이 왼쪽에 있는 그림이 거울에 비춰진 모습을 오른쪽에 그려 보세요.

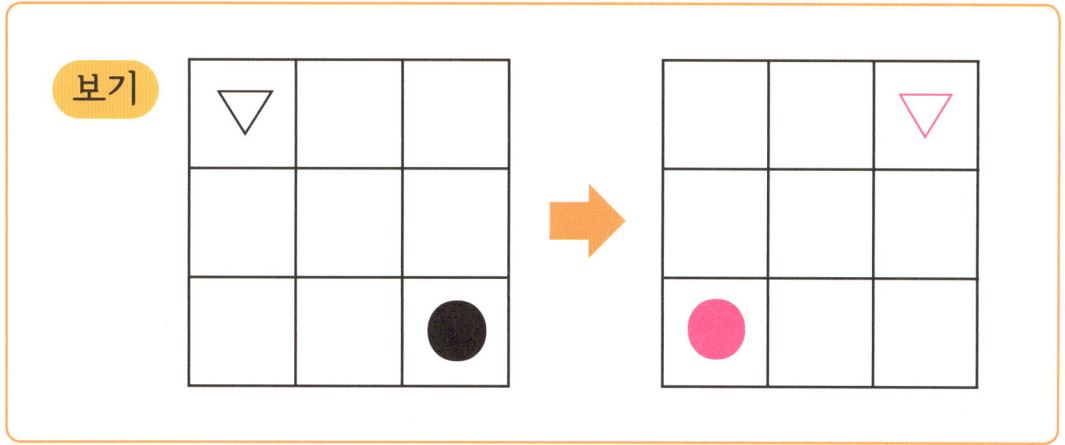

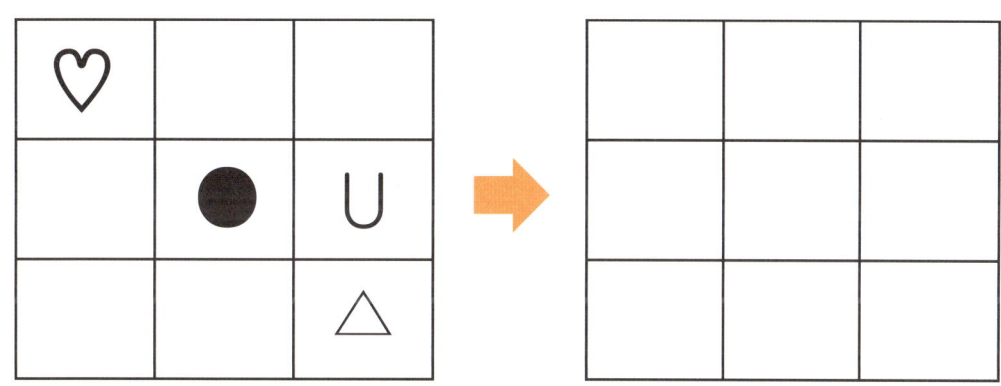

6일

날짜: _____ 년 _____ 월 _____ 일 _____ 요일 날씨: _____
시작 시각: _____ 시 _____ 분   마친 시각: _____ 시 _____ 분

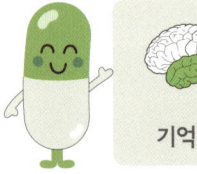
기억력

다음 보기 의 단어들을 아래의 세 범주로 구분해서 적어 보세요. 그리고 범주로 묶은 단어들을 잘 기억해 두세요.

보기

냉장고, 깍두기, 지우개, 색연필, 밥솥, 겉절이, 붓, 동치미, 세탁기, 열무김치, 종이, 전자레인지

가전제품	필기도구	김치

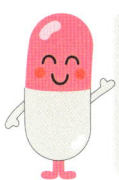 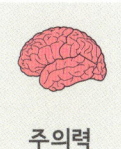

다음 보기 와 같이 그림 두 개가 나란히 놓여 있는 곳을 모두 찾아 ○ 표시해 보세요.

보기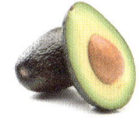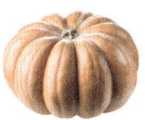

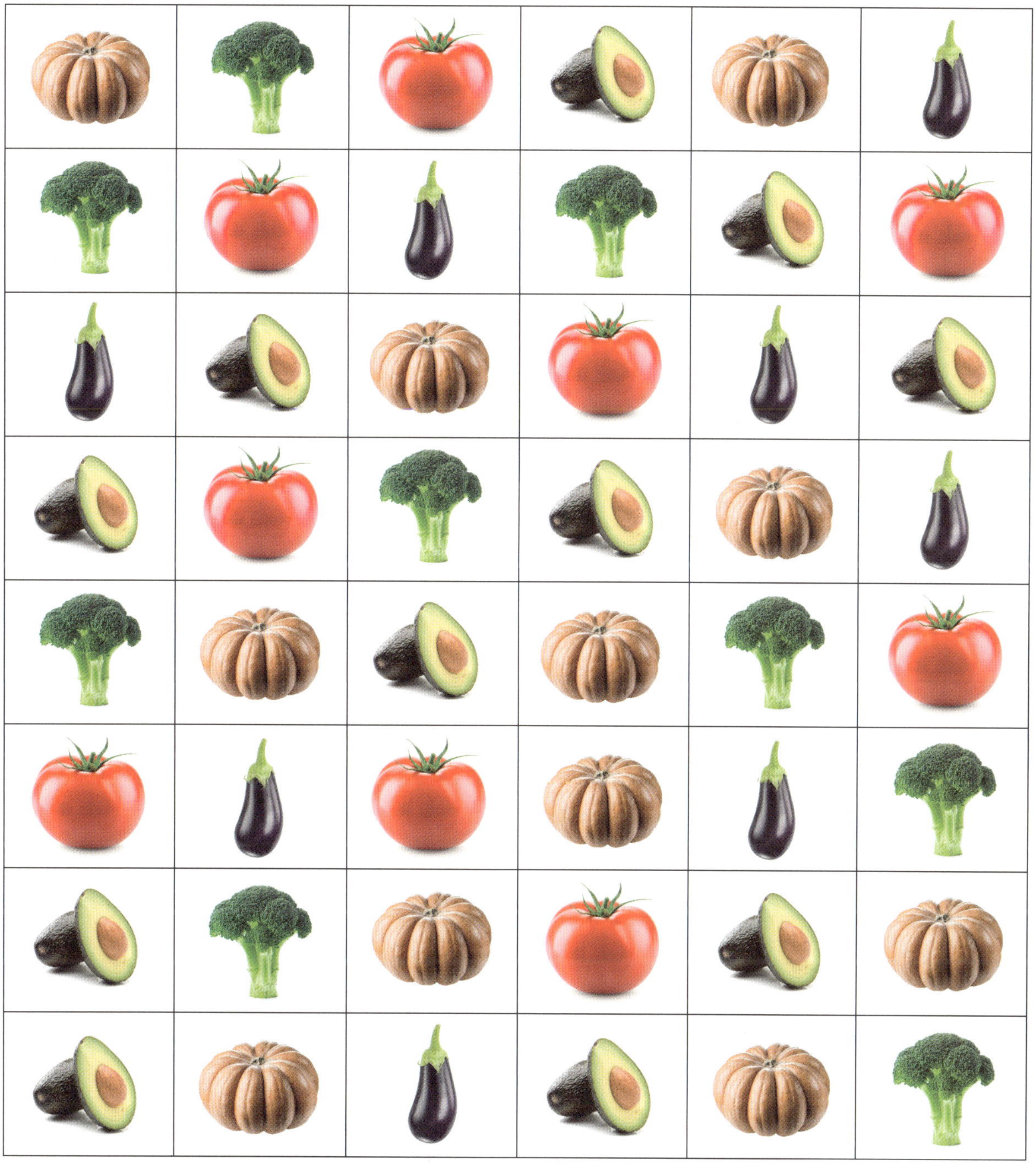

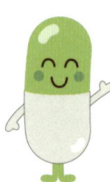 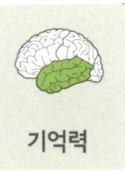 앞 장(38쪽)에서 범주로 묶어 외웠던 단어면 ○, 아니면 ✕ 표시해 보세요.

세탁기 ( )		토마토 ( )
라면 ( )		밥솥 ( )
깍두기 ( )		화장대 ( )
냉장고 ( )		겉절이 ( )
책 ( )		전자레인지 ( )
토스터기 ( )		열무김치 ( )
지우개 ( )		종이 ( )
동치미 ( )		샴푸 ( )
색연필 ( )		붓 ( )

7일

날짜: _____ 년 _____ 월 _____ 일 _____ 요일   날씨: _____
시작 시각: _____ 시 _____ 분   마친 시각: _____ 시 _____ 분

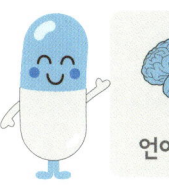 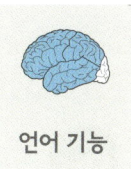 다음 그림의 이름을 가로로 적어 보세요.

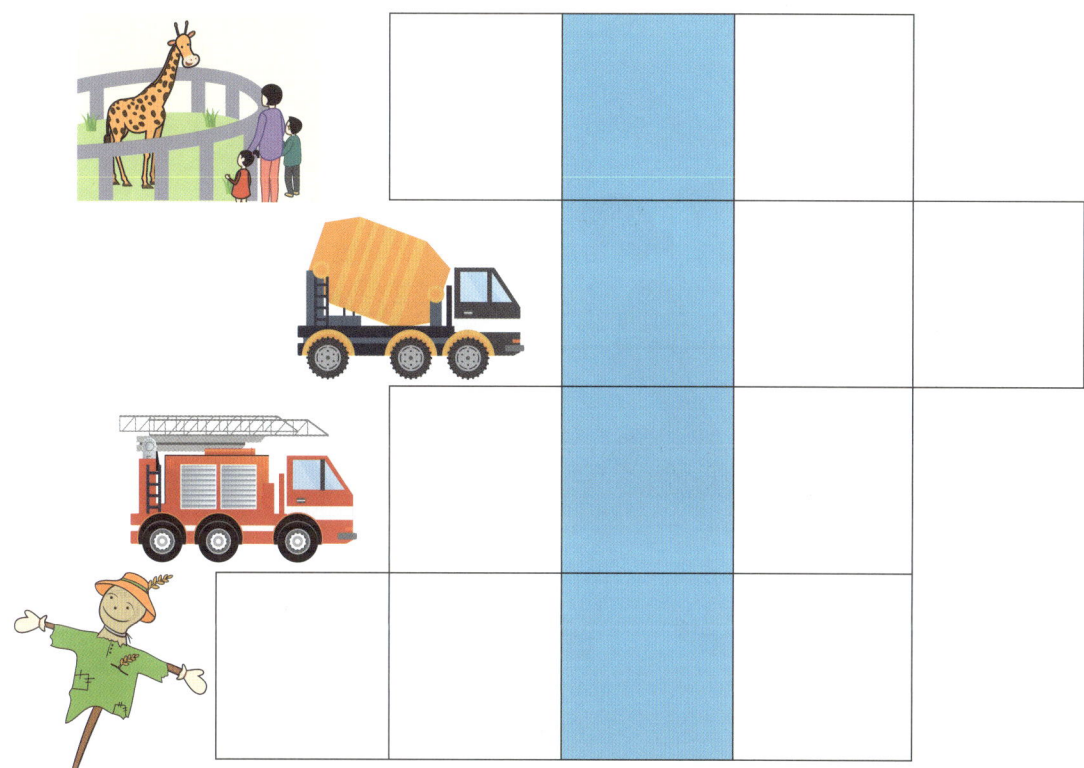

🟦 위에 파란색으로 색칠된 칸에 적힌 단어를 적어 보세요.

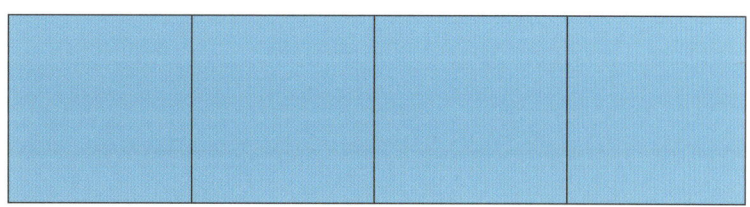

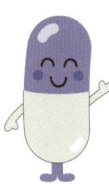 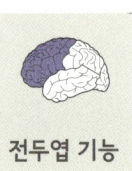 전두엽 기능

다음은 가족 모임의 한 장면입니다. 그림에서 위험해 보이는 곳에 ○ 표시하고 빈칸에 이유를 적어 보세요.

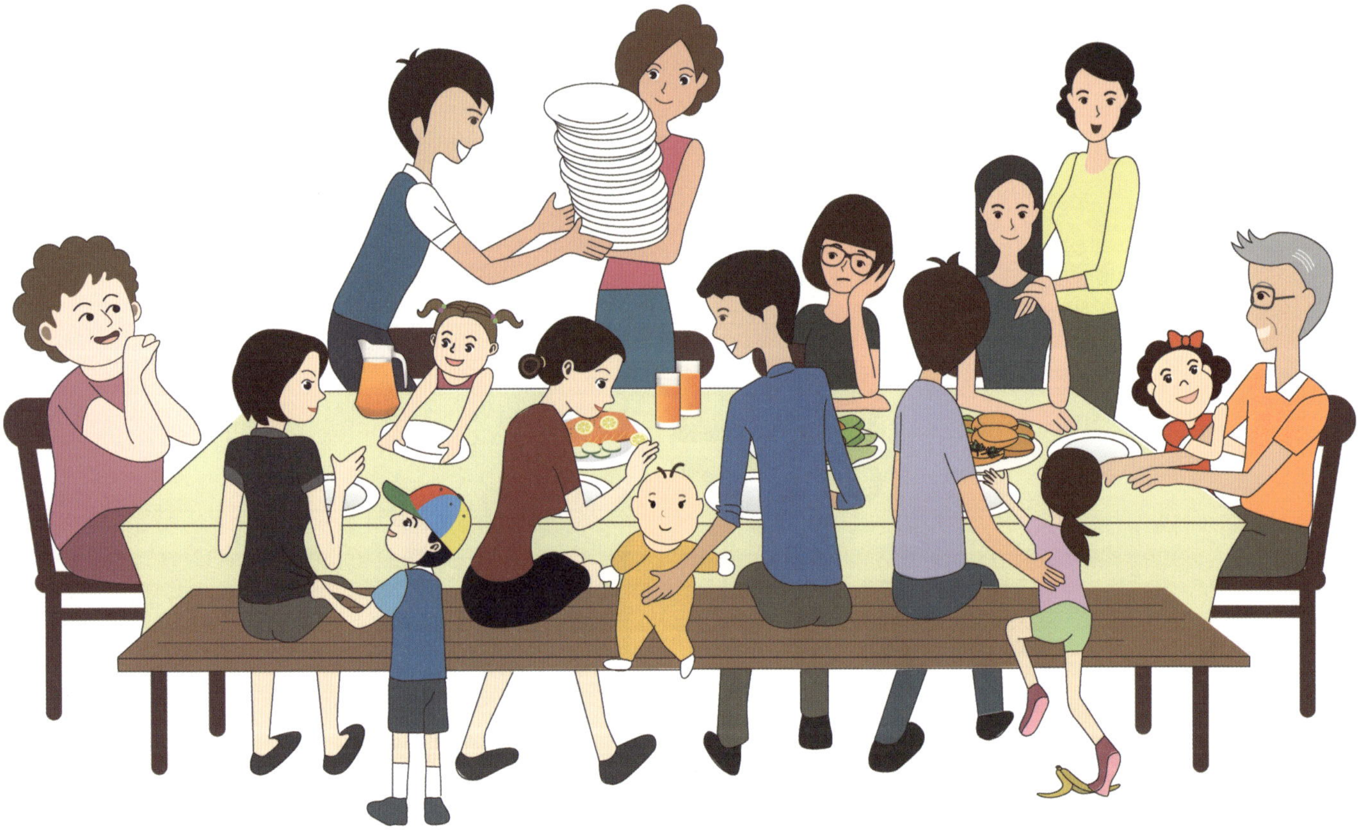

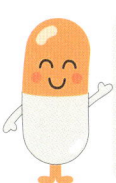 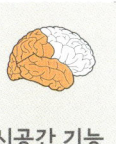 다음 그림에서 숨겨져 있는 동물이 무엇인지 적어 보세요.

(   )

(   )

(   )

8일

날짜: _____ 년 _____ 월 _____ 일 _____ 요일 날씨: _____
시작 시각: _____ 시 _____ 분   마친 시각: _____ 시 _____ 분

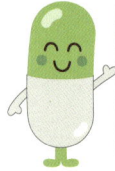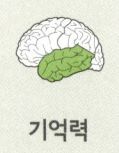 다음 글 속의 약속들을 잘 기억해 두세요. 그리고 아래의 질문들에 답해 보세요.

이번 주 토요일은 손주 성민이의 생일입니다. 성민이는 자신의 생일 선물로 전갈 장난감을 갖고 싶다고 이전부터 얘기했습니다. 이번 주 금요일에는 친구들과 약속이 있어서 내일 꼭 선물을 사러 가야 합니다. 성민이 생일은 가족 모임으로 저녁 7시에 서울백화점 11층 경성식당에서 만나기로 했습니다.

일	월	화	수	목	금	토
11/10	11/11	11/12	11/13	11/14	11/15	11/16

1. 오늘은 무슨 요일인가요?   (   )

2. 선물을 사러 가야 하는 날은 며칠인가요?   (   )

3. 성민이가 갖고 싶은 장난감은 무엇인가요? (   )

4. 성민이의 생일날 가족 모임 장소는 어디인가요?
                                          (   )

주의력

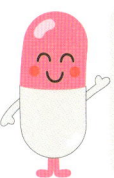

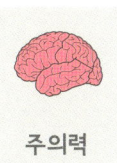

다음 탈것들의 바퀴 개수를 모두 더해 (　　)에 적어 보세요.

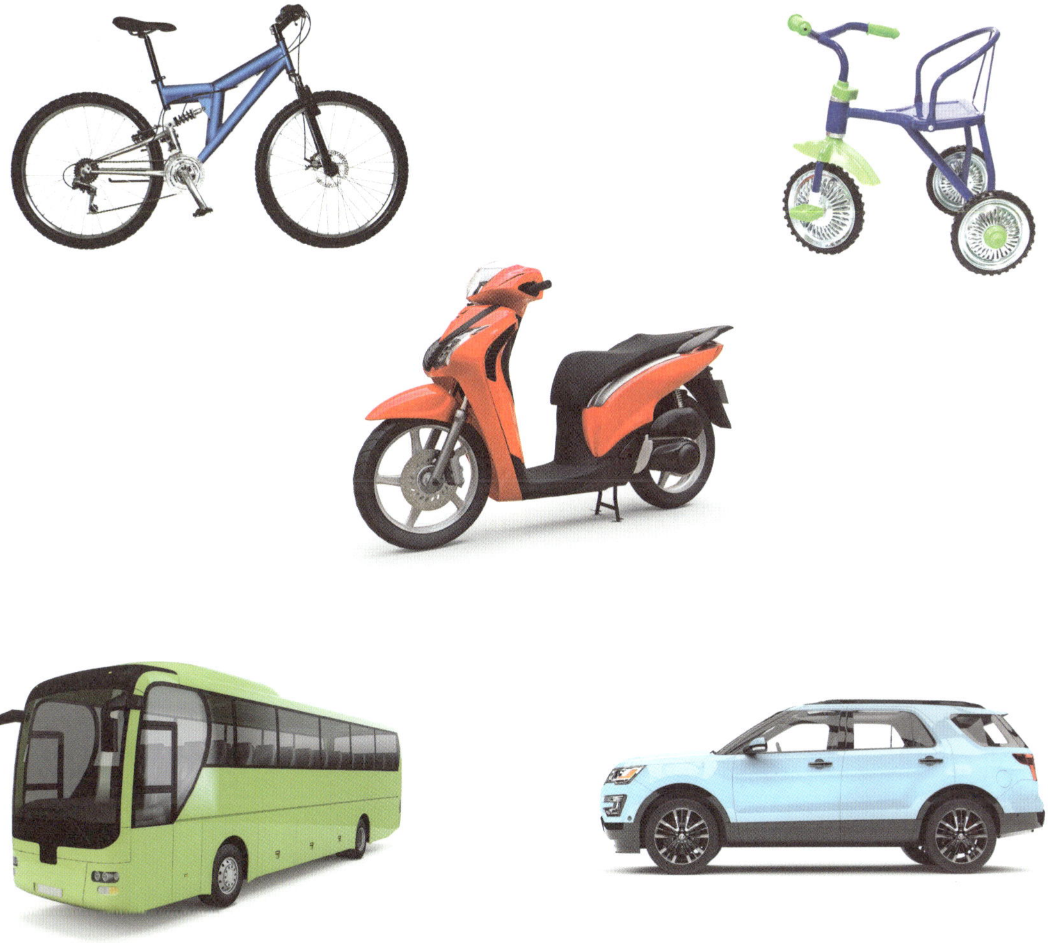

(　　　　　　　　) 개

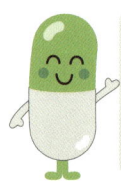 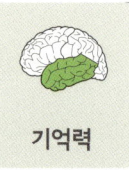 앞 장(44쪽)에서 외웠던 약속을 떠올리면서, 아래의 질문에 답해 보세요.

기억력

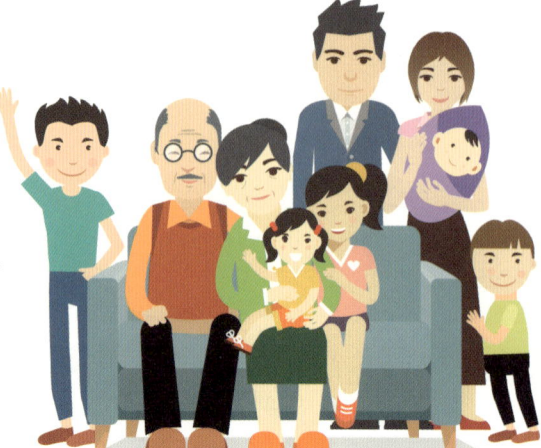

1. 중요한 약속은 무엇인가요?

　① 서준이 돌잔치　　② 성민이 생일
　③ 주하 입학식　　　④ 서희 생일

2. 오늘은 며칠인가요?

　① 11/13　② 11/14　③ 11/15　④ 11/16

3. 생일 모임 약속은 며칠인가요?

　① 11/13　② 11/14　③ 11/15　④ 11/16

4. 선물로 무엇을 사려고 하나요?

　① 애벌레　② 공룡　③ 전갈　④ 호랑이

5. 가족 모임 장소는 어디인가요?

　① 서울백화점 10층　　② 한국백화점 11층
　③ 서울백화점 11층　　④ 한국백화점 12층

9일

날짜: ____년 ____월 ____일 ____요일   날씨: ____
시작 시각: ____시 ____분   마친 시각: ____시 ____분

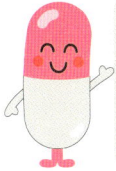 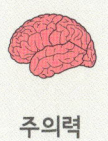
주의력

다음 교통 표지판 중에서 한 번만 나오는 것을 모두 골라 ○ 표시해 보세요.

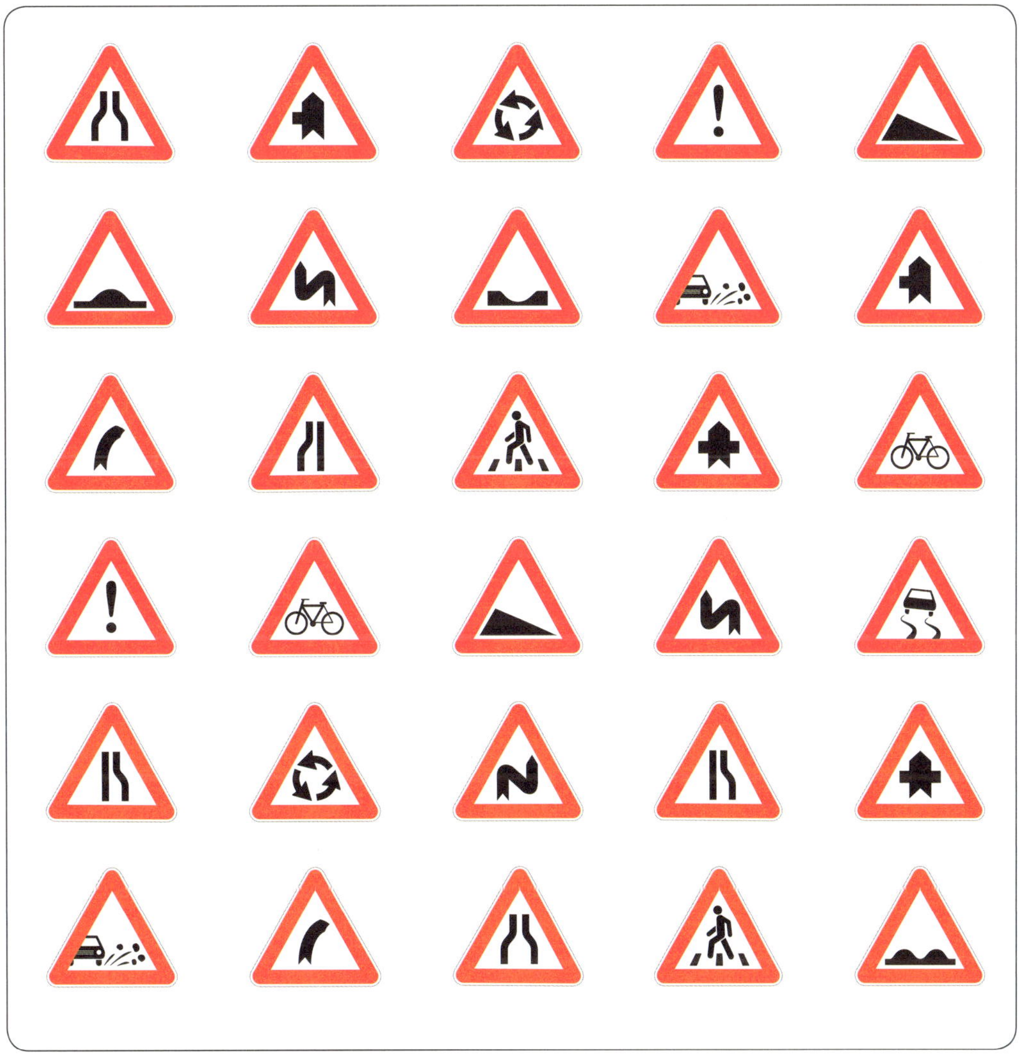

① ② ③ ④ ⑤

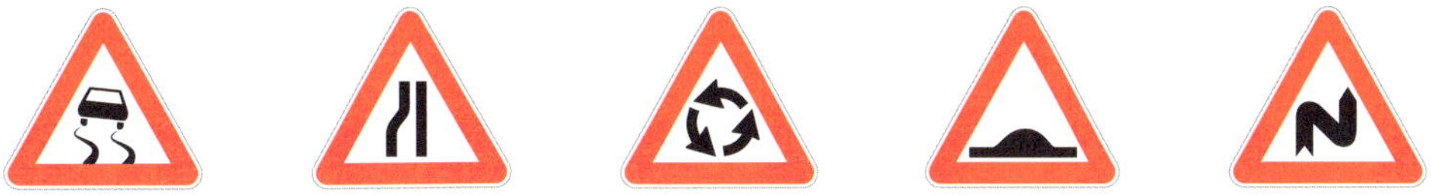

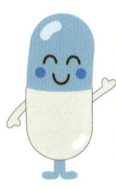 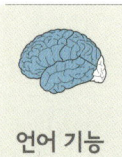 다음 설명을 잘 읽고 빈칸에 알맞은 단어를 적어 보세요.

	지구 위에서 육지를 제외한 부분으로 짠물이 괴어 하나로 이어진 넓고 큰 부분. 지구 표면적의 약 70.8%를 차지하는데, 이는 육지 면적의 2.43배이다.
	가을에 익은 곡식을 거두어들임.
	물건을 넣어 들거나 메고 다닐 수 있게 만든 용구. 가죽이나 천, 비닐 따위로 만든다.
	1. 새나 곤충의 몸 양쪽에 붙어서 날아다니는 데 쓰는 기관. 2. 공중에 잘 뜨게 하기 위하여 비행기의 양쪽 옆에 단 부분. 3. 선풍기 따위와 같이 바람을 일으키는 물건의 몸통에 달려 바람을 일으키도록 만들어 놓은 부분.
	아버지의 형제를 이르거나 부르는 말. 특히 결혼하지 않은 남자 형제를 이르거나 부른다.

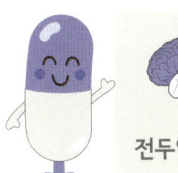

전두엽 기능

다음 보기 와 같이 2개의 점을 다양하게 연결해 보세요.

보기

보기

10일

날짜: _____ 년 _____ 월 _____ 일 _____ 요일 날씨: _____
시작 시각: _____ 시 _____ 분   마친 시각: _____ 시 _____ 분

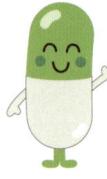 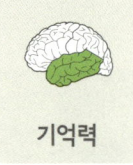

다음은 틀리기 쉬운 우리말 맞춤법입니다. 옳은 표현을 2번씩 적으면서, 잘 기억해 두세요.

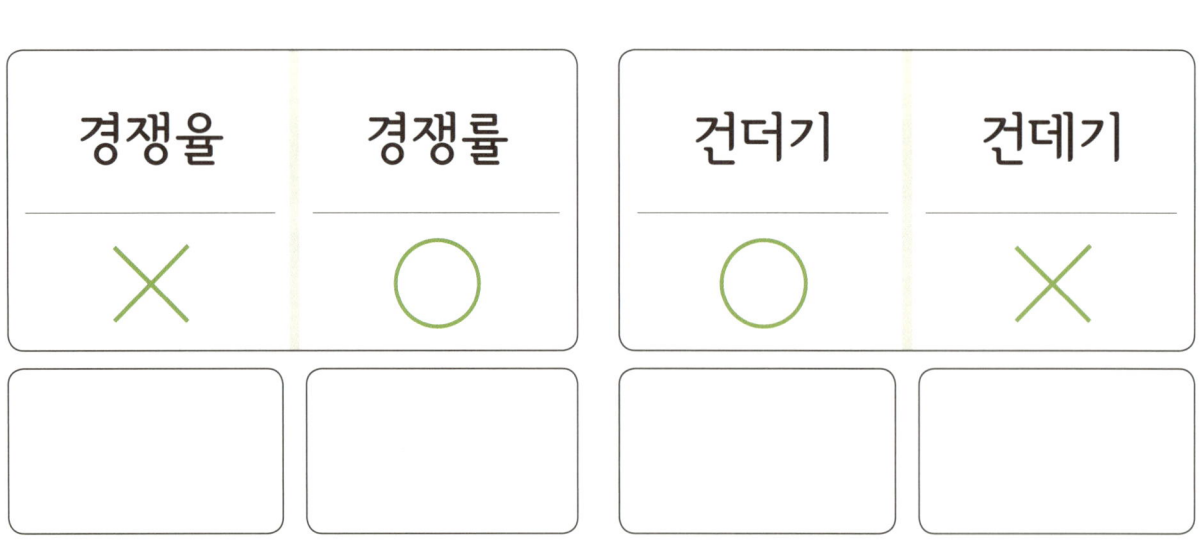

시공간 기능

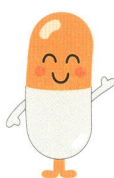

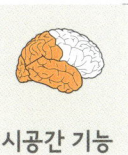

다음 얼굴 표정을 보고 어떤 기분 상태인지 보기 에서 찾아 알맞게 적어 보세요.

보기

슬픔　기쁨　놀람　화남

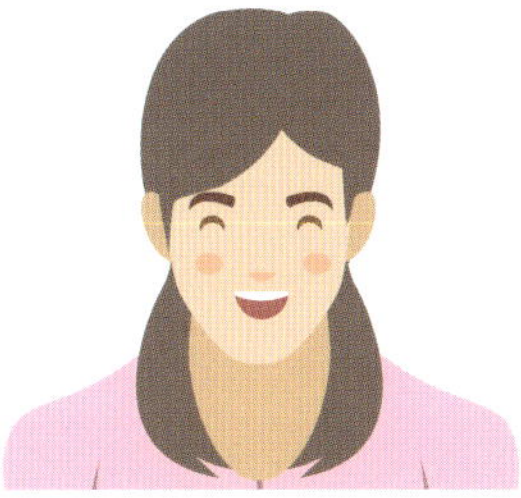

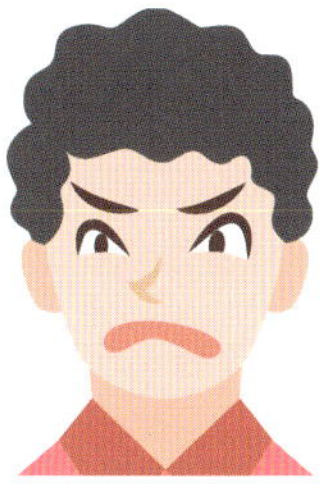

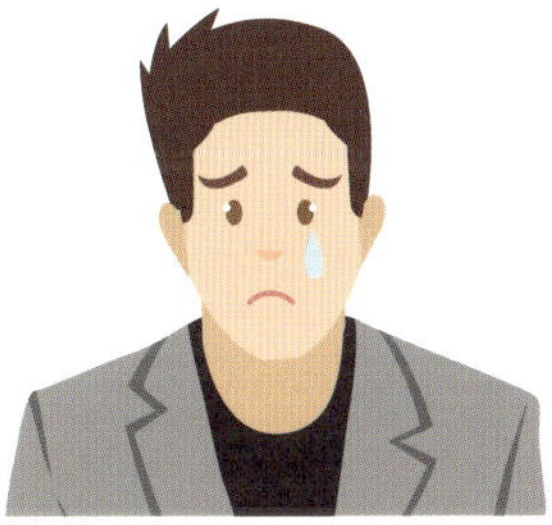

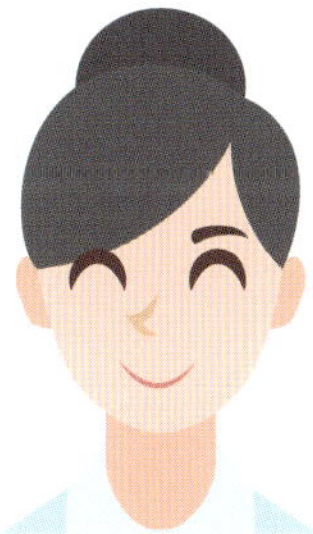

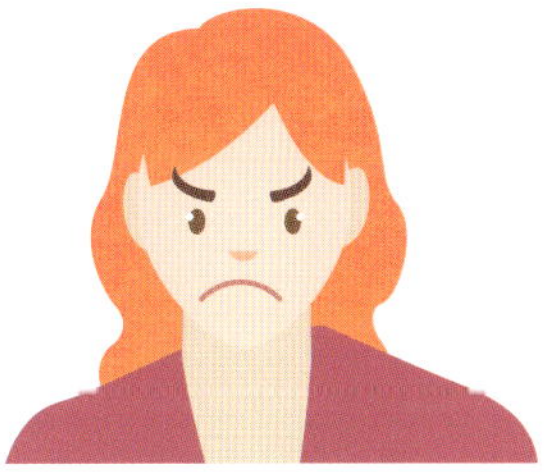

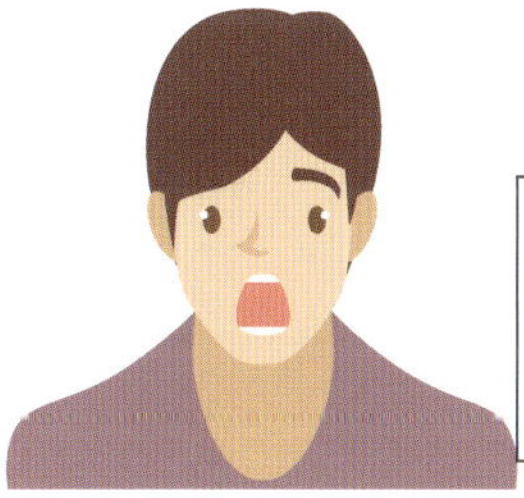

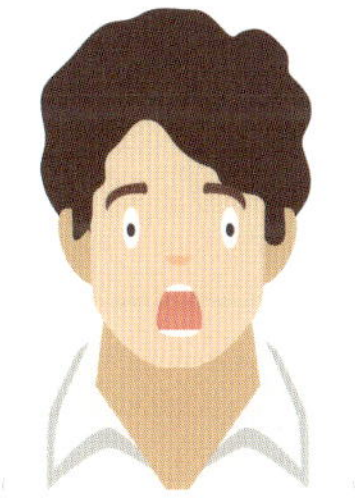

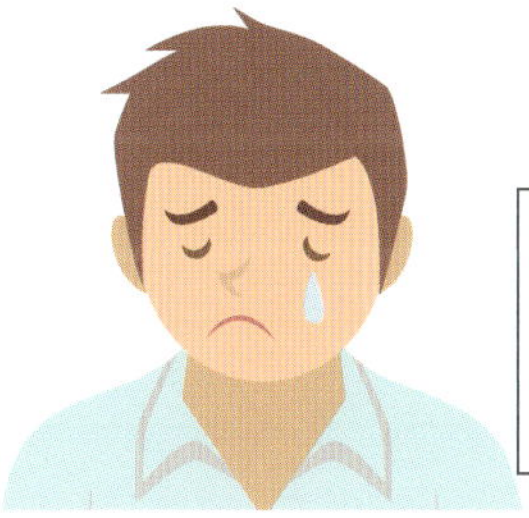

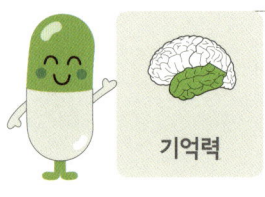
기억력

앞 장(50쪽)에서 틀리기 쉬운 우리말 맞춤법에 대하여 공부했습니다. 다음 중 올바른 단어에 ○ 표시해 보세요.

| 뇌졸증 | 뇌졸중 ○ |

| 건데기 | 건더기 |

| 닭계장 | 닭개장 |

| 경쟁률 | 경쟁율 |

11일

날짜: _____ 년 _____ 월 _____ 일 _____ 요일   날씨: _____
시작 시각: _____ 시 _____ 분   마친 시각: _____ 시 _____ 분

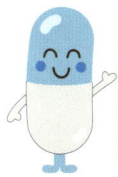 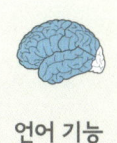
언어 기능

다음 민영과 희진의 대화를 읽고 밑줄에 들어갈 적절한 문장을 골라 보세요.

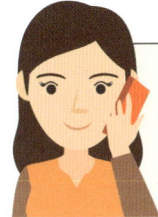

희진: 민영아, 오늘 1시 30분에 을지로 3가 전철역 1번 출구 앞 A 커피숍에서 만나는 거 알지?

민영: 어머! 희진아, 내가 오늘 중요한 다른 약속이 있었는데 너랑 약속을 잡아 버렸네. 미안해. 혹시 내일 만날 수 있겠니?

희진: 그랬구나. 미리 이야기해 줬으면 좋았을 텐데……. 나 지금 준비 다 하고 나가려던 참이었거든.

민영: _____

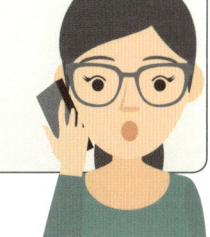

① 희진아, 그러게 왜 이렇게 일찍 준비했어.
② 희진아, 정말 미안해. 내가 요즘 이렇게 정신이 없네. 내일 내가 밥 살게.
③ 희진아, 어제 그럼 나한테 미리 좀 연락해 주지 그랬니?
④ 희진아, 너 시간도 많은 것 같은데 나 다른 약속 모임 끝날 때까지 기다리고 있을래?

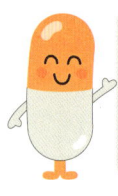 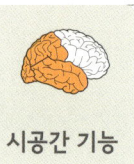

다음은 여러 물건이 겹쳐져 있습니다. 그림에 없는 물건에 X 표시해 보세요.

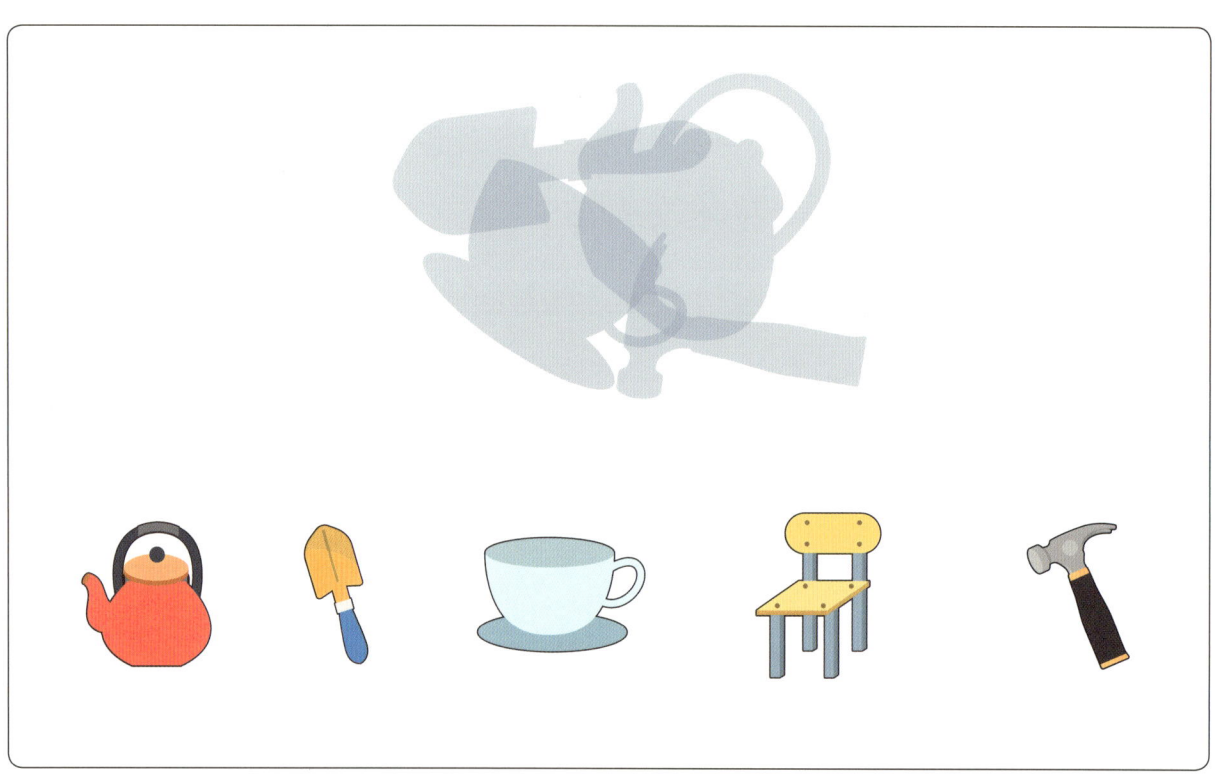

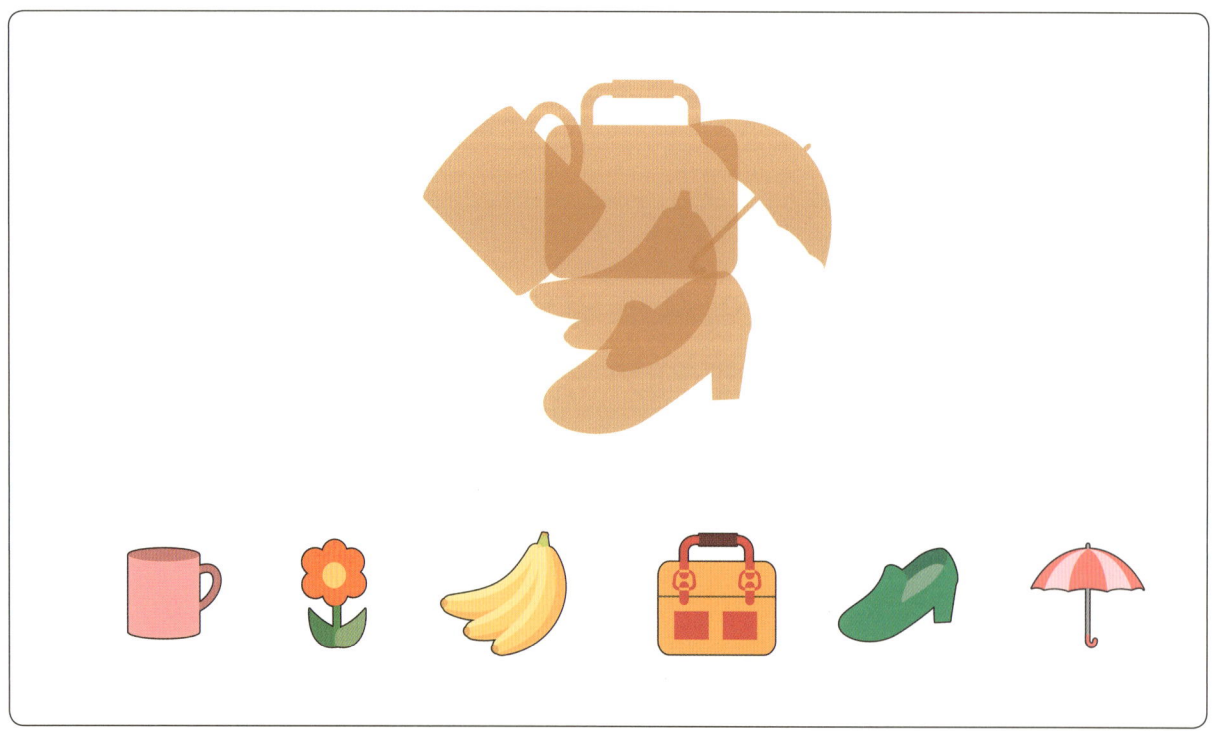

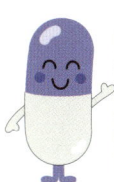 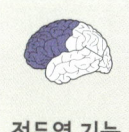 다음 네모 상자 안에 있는 동전을 이용하여 문제를 풀어 보세요.

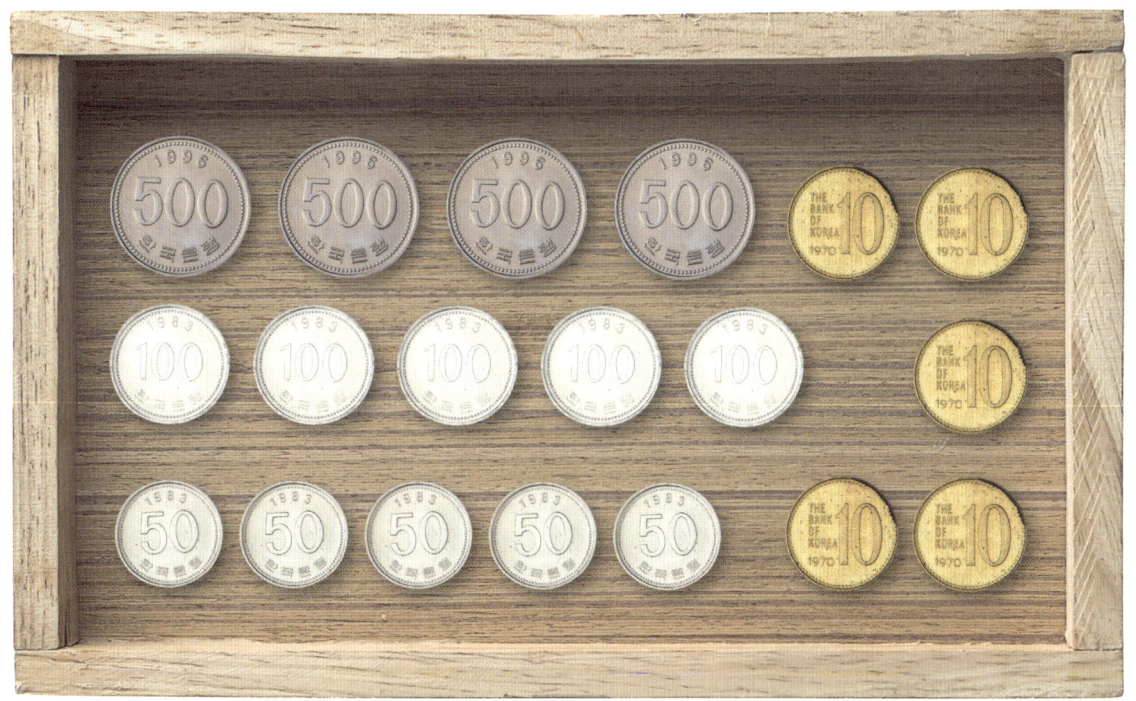

1. 동전 4개를 이용하여 1,600원을 만들려면, 어떤 동전이 각각 몇 개씩 필요한지 적어 보세요.

   (   )

2. 동전 10개를 이용하여 1,790원을 만들려면, 어떤 동전이 각각 몇 개씩 필요한지 적어 보세요.

   (   )

12일

날짜: _____ 년 _____ 월 _____ 일 _____ 요일   날씨: _____
시작 시각: _____ 시 _____ 분   마친 시각: _____ 시 _____ 분

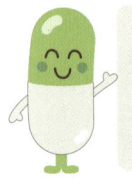 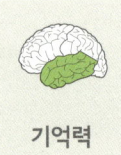 기억력

이기호 할아버지는 시간 날 때마다 손주들에게 책을 읽어 줍니다. 최근에는 명작 동화를 꾸준히 읽어 줍니다. 다음 표는 지난주에 손주들과 읽은 독서 목록입니다. 언제 어떤 책을 읽었는지 잘 기억해 두세요.

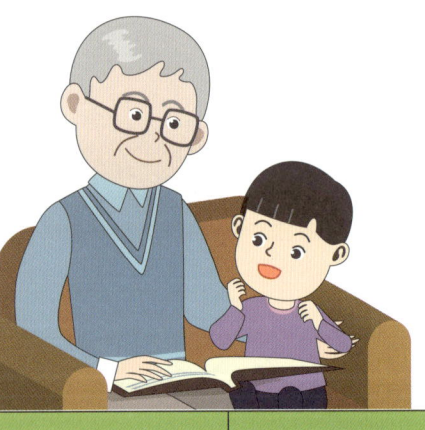

월	화	수	목	금
*잭과 콩나무 *엄지공주	*피노키오 *장화 신은 고양이	할아버지 동창 모임으로 책을 읽지 못하였음	*신데렐라 *개구리 왕자	*헨젤과 그레텔 *백설공주

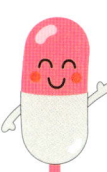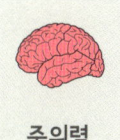

주의력

다음 계산 문제를 풀어 보세요.

```
   33           7          14
+   8       + 26       + 94
------      ------      ------


   34          95          84
+ 34       +  4        + 65
------      ------      ------


   29          64          62
-   9       -  8        -  9
------      ------      ------


   86          74          52
-   6       -  5        -  8
------      ------      ------
```

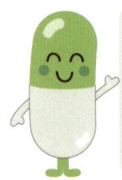 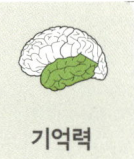
기억력

앞 장(56쪽)에서 이기호 할아버지가 손주들과 평일에 읽은 독서 목록을 잘 떠올리면서 다음 문제를 풀어 보세요.

1. 화요일에 읽은 책으로 맞는 것은?

   ① 엄지공주 ② 백설공주 ③ 피노키오 ④ 신데렐라

2. 헨젤과 그레텔은 무슨 요일에 읽었나요?

   ① 월요일   ② 수요일   ③ 목요일   ④ 금요일

3. 월요일에 읽은 책으로 맞는 것은?

   ① 잭과 콩나무-헨젤과 그레텔
   ② 엄지공주-피노키오
   ③ 백설공주-잭과 콩나무
   ④ 잭과 콩나무-엄지공주

4. 무슨 이유로 할아버지는 수요일에 책을 읽어 주지 못했나요?   (   )

13일

날짜: _____년 ___월 ___일 ___요일 날씨: _____
시작 시각: ___시 ___분   마친 시각: ___시 ___분

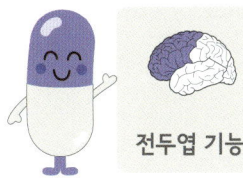 전두엽 기능

다음 빈칸에 들어갈 도형을 골라 ◯ 표시해 보세요.

1.
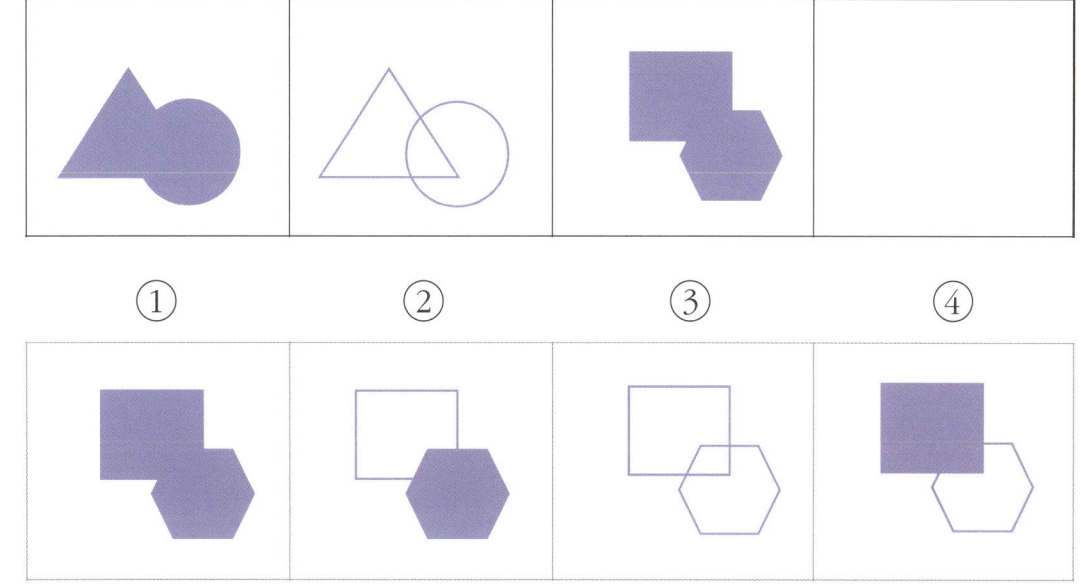

2.
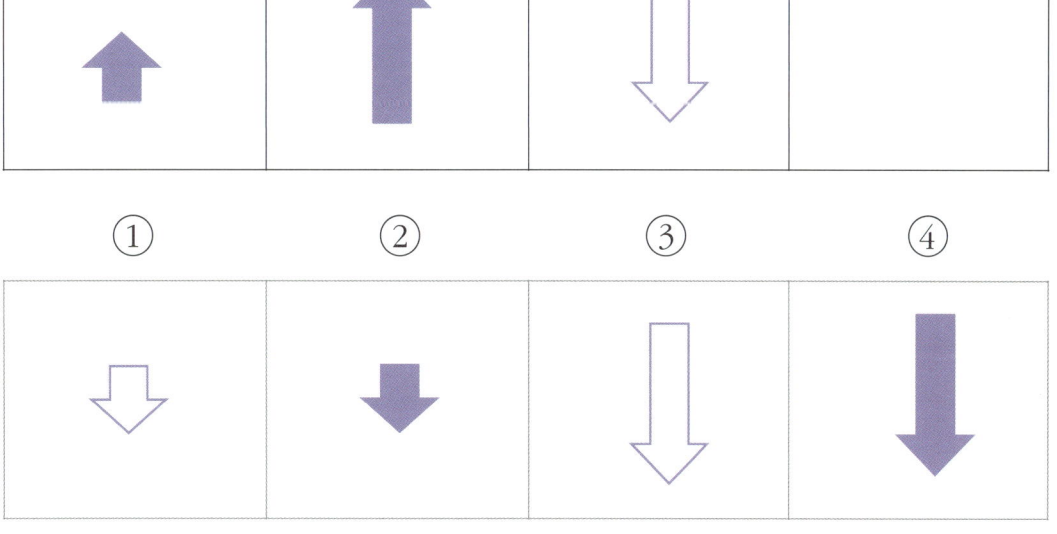

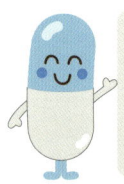 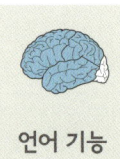

언어 기능

다음에 제시된 모음을 순서대로 활용하여 단어를 만들어 보세요.

ㅏㅣ	아이,
ㅕㅏ	겨자,
ㅗㅣ	고기,
ㅜㅠ	우유,
ㅜㅣ	우리,

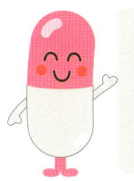 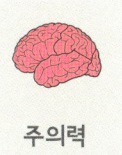

주의력

다음 온도계 눈금과 일치하는 숫자를 이어 보세요.

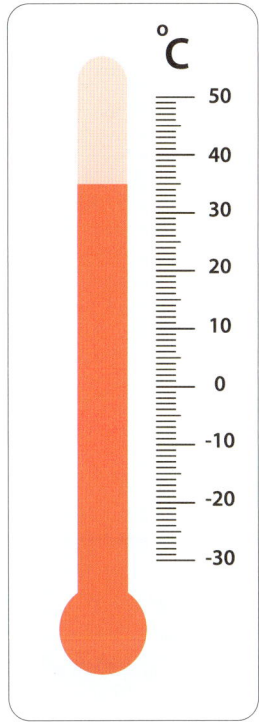 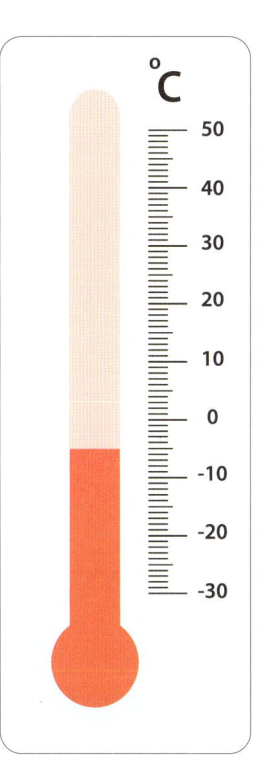 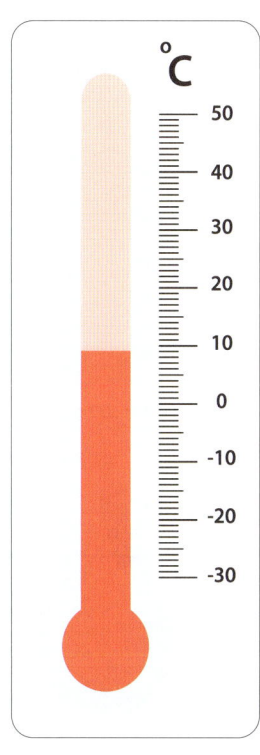 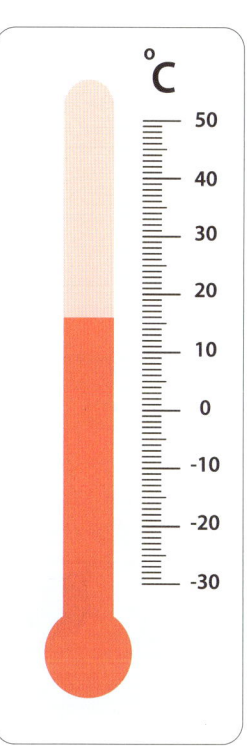

| 9도 | 16도 | -5도 | 35도 |

14일

날짜: _____ 년 _____ 월 _____ 일 _____ 요일 날씨: _____
시작 시각: _____ 시 _____ 분   마친 시각: _____ 시 _____ 분

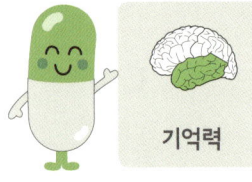

올여름에는 해변으로 여행을 가려고 합니다. 다음의 여행 가방들 중 적합한 것을 선택하여 ○ 표시해 보세요. 그리고 가방 속 내용물과 위치를 잘 기억해 두세요.

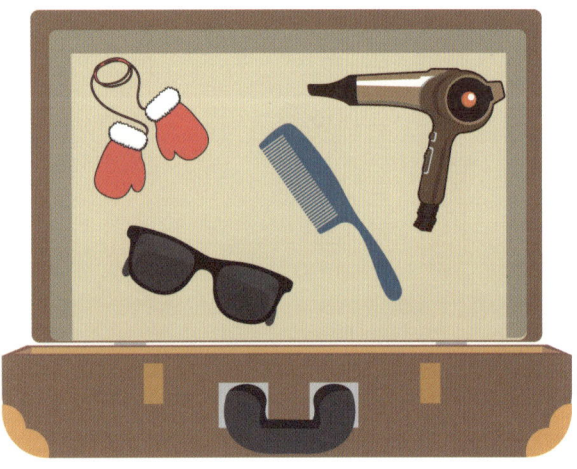

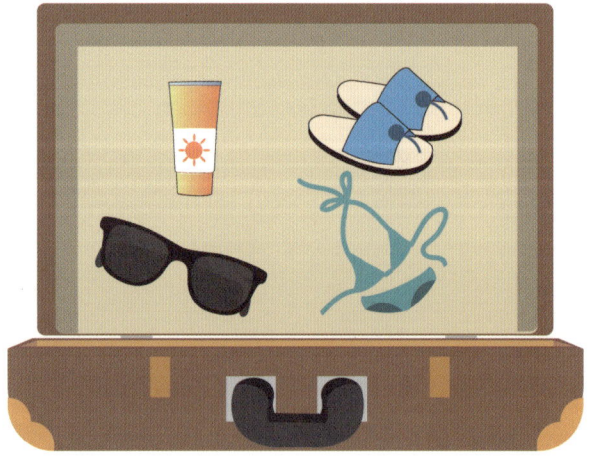

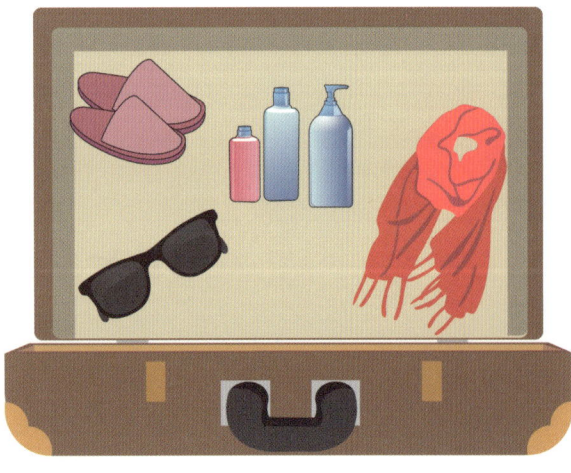

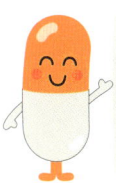 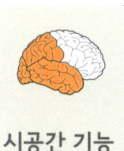 다음 보기 를 참고하여 겹쳐진 숫자를 모두 적어 보세요.

보기

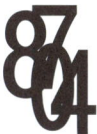

0 4 7 8

_____

_____

_____

_____

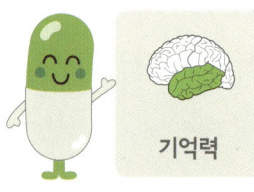

앞 장(62쪽)에서 보았던 여행 가방을 떠올려 보세요. 그리고 보기 에서 선택한 가방에 있었던 물건에 모두 ○ 표시해 보세요.

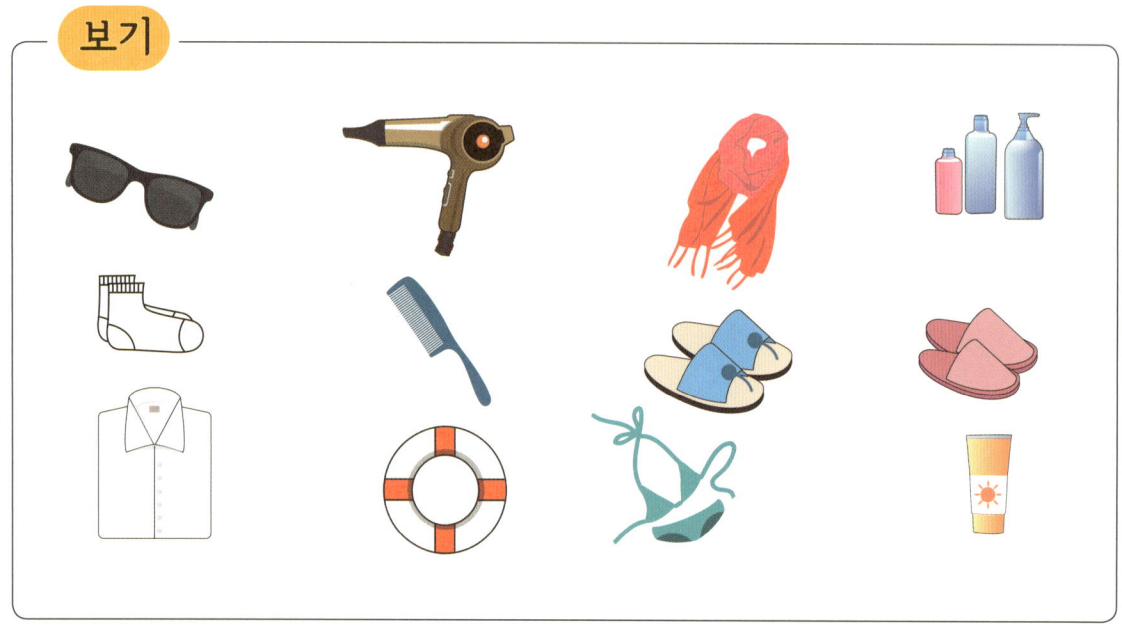

🟩 앞 장(62쪽)에서 선택한 가방을 잘 기억하여 어떤 물건이 어느 위치에 있었는지 적어 보세요.

15일

날짜: 년 월 일 요일 날씨:

시작 시각: 시 분 마친 시각: 시 분

주의력

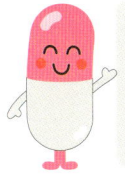

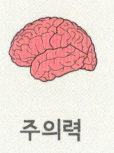

다음 그림을 보고 빈칸에 해당하는 도형의 개수를 적어 보세요.

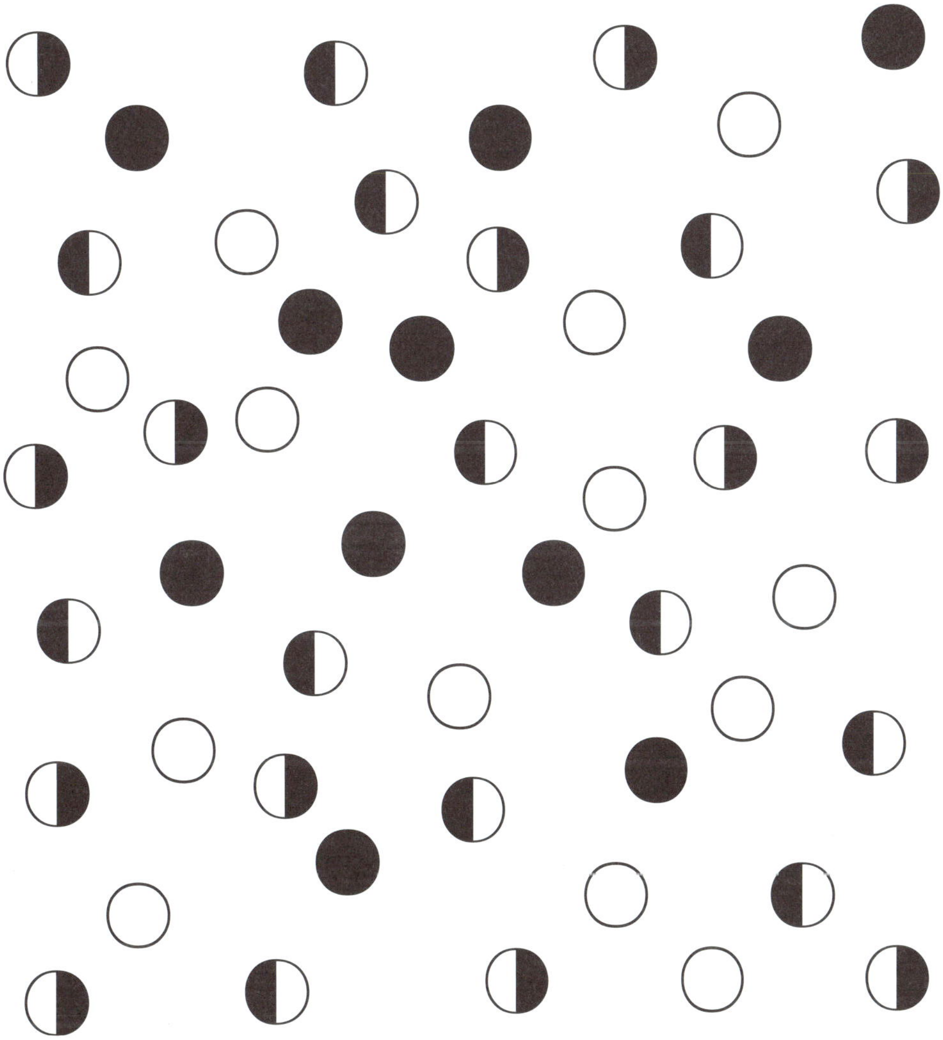

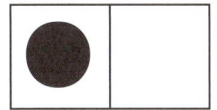

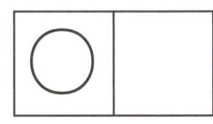

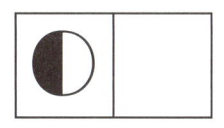

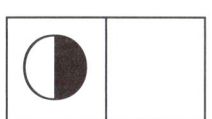

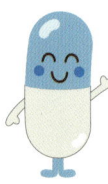 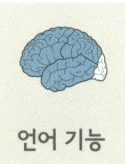

다음 보기 를 참고하여 제시된 자음을 순서대로 활용하여 만들 수 있는 단어를 4개씩 적어 보세요.

> **보기**
>
> | ㅇ ㅈ | 오전 | 이자 | 의자 | 우주 |

| ㄱ ㄱ | | | | |

| ㅂ ㅅ | | | | |

| ㄴ ㅇ | | | | |

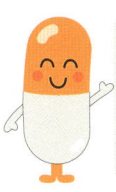 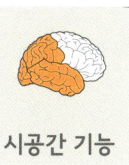

다음 그림에서 왼쪽 사람이 사용하는 운동 기구를 찾아 알맞게 연결해 보세요.

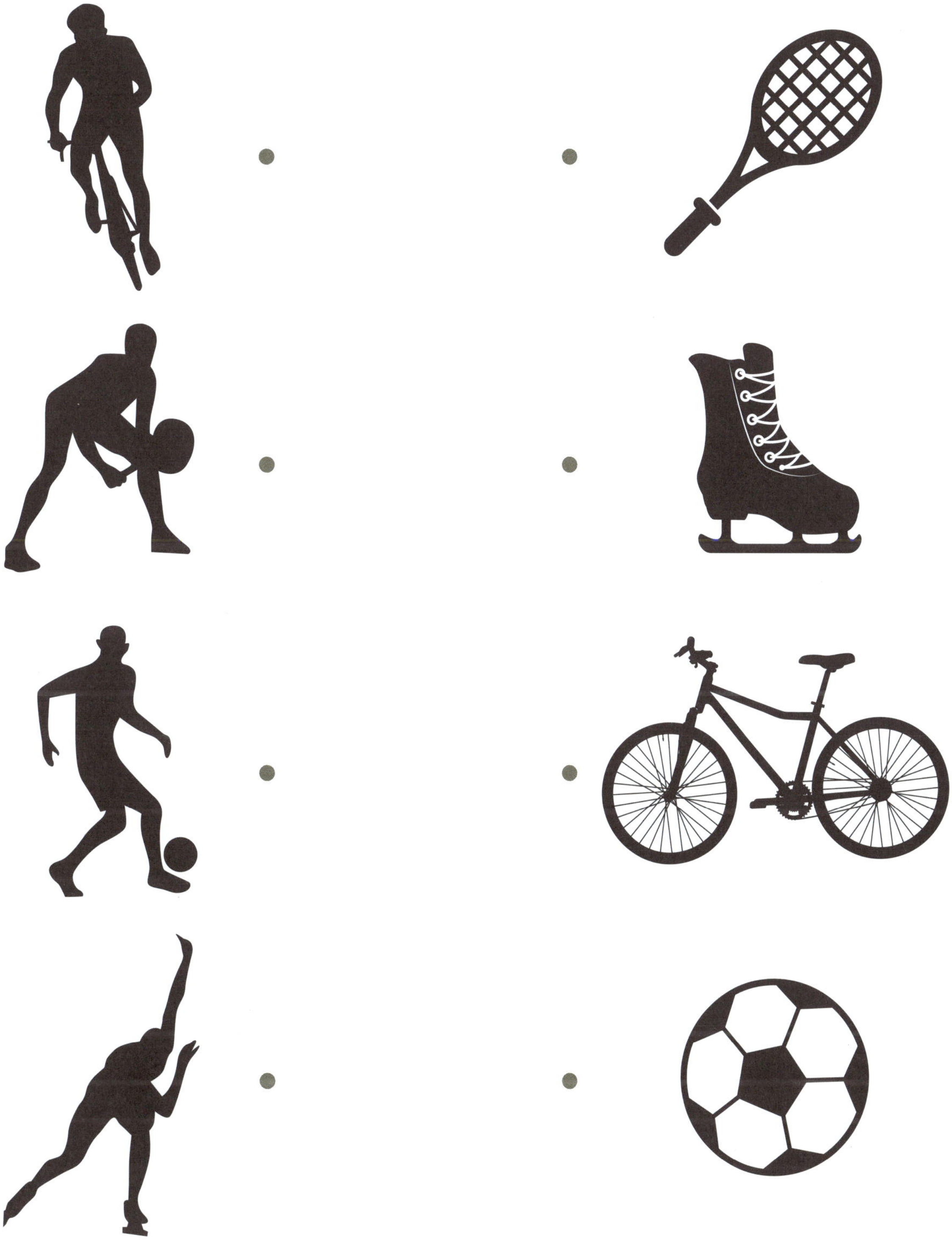

16일

날짜: _____ 년 _____ 월 _____ 일 _____ 요일 날씨: _____
시작 시각: _____ 시 _____ 분   마친 시각: _____ 시 _____ 분

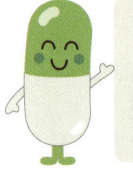 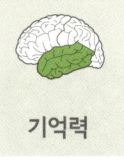

다음 보기 의 숫자가 있는 네모 칸에 빗금(▨)을 칠해 보세요.

보기

| 1 | 6 | 7 | 8 | 9 | 14 |
| 16 | 17 | 18 | 19 | 21 |

1	2	3	4	5
6	7	8	9	10
11	12	13	14	15
16	17	18	19	20
21	22	23	24	25

🟩 위에서 칠한 모양대로 옆 표에 다시 빗금을 칠하세요. 그리고 그 위치를 잘 기억해 두세요.

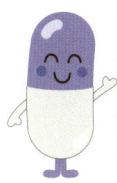 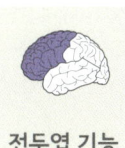

다음 보기 의 도형 모양 순서대로 아래 그림에 선으로 연결해 보세요.

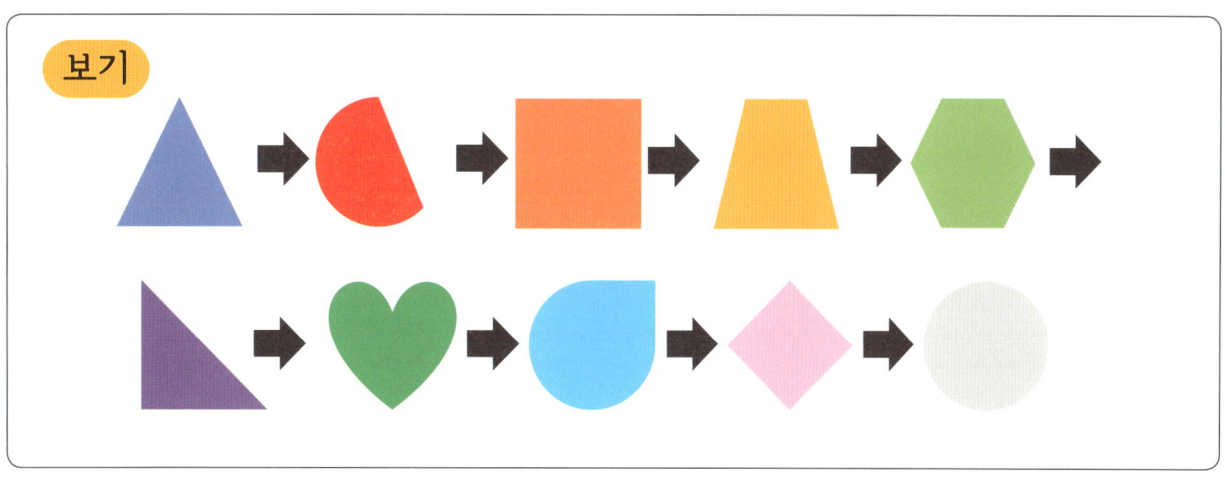

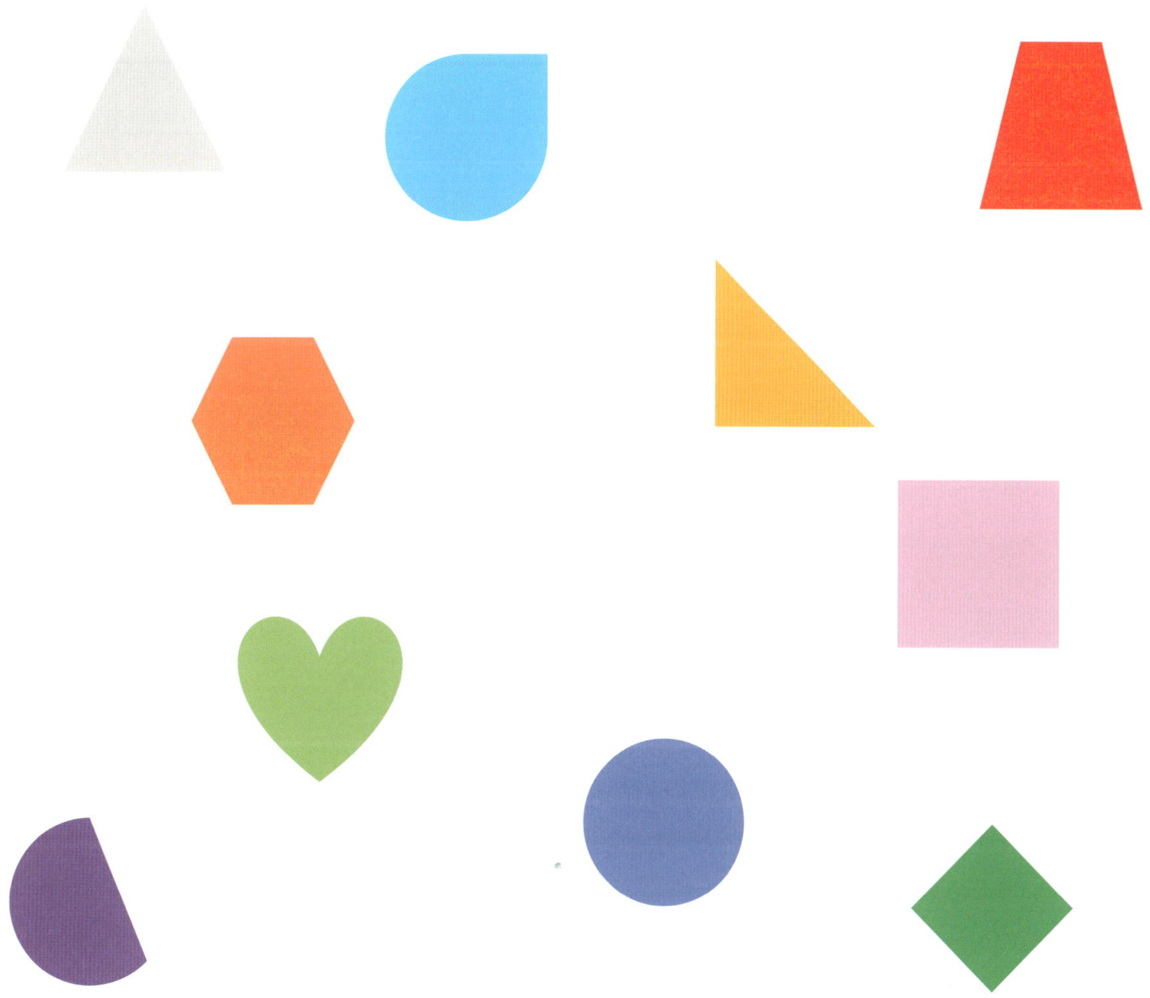

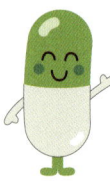 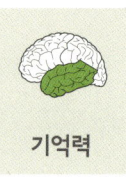

기억력

앞 장(68쪽)에 빗금으로 색칠한 위치를 떠올리면서 다시 한번 정확한 위치에 색칠해 보세요.

17일

날짜: _____ 년 __ 월 __ 일 __ 요일   날씨: ____
시작 시각: __ 시 __ 분   마친 시각: __ 시 __ 분

다음 (   )에 어떤 국기가 들어가야 할지 **보기** 에서 찾아 번호를 적어 보세요.

1.
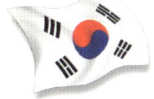 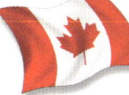 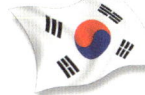 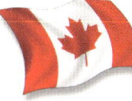 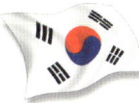 (   )

2.
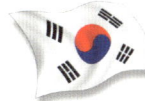 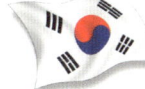 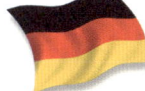 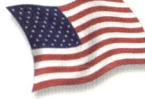 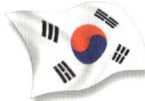 (   )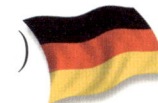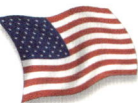

3.
 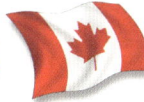 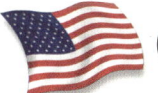 (   ) (   )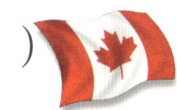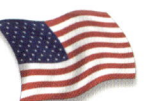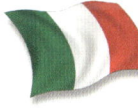

보기

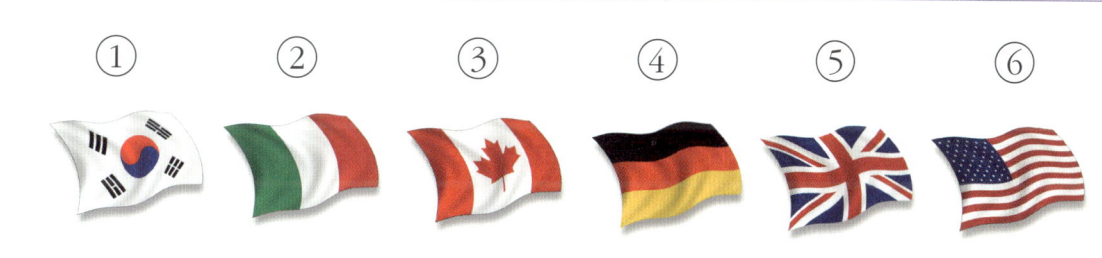

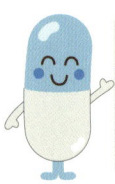 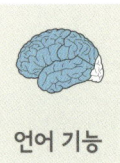

다음 그림을 보고 뜻이 반대인 그림에 연결하고 빈칸에 반대말을 적어 보세요.

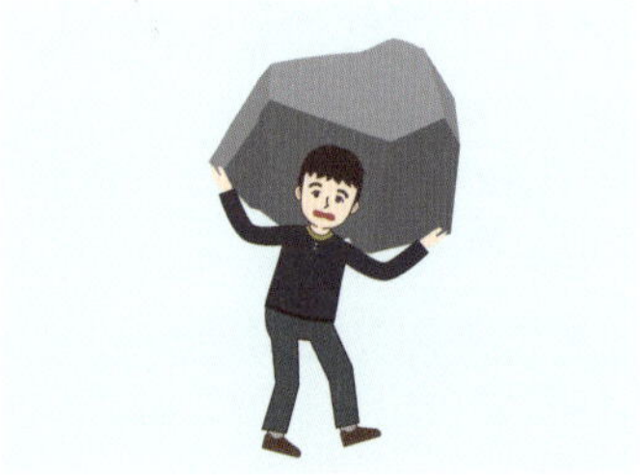

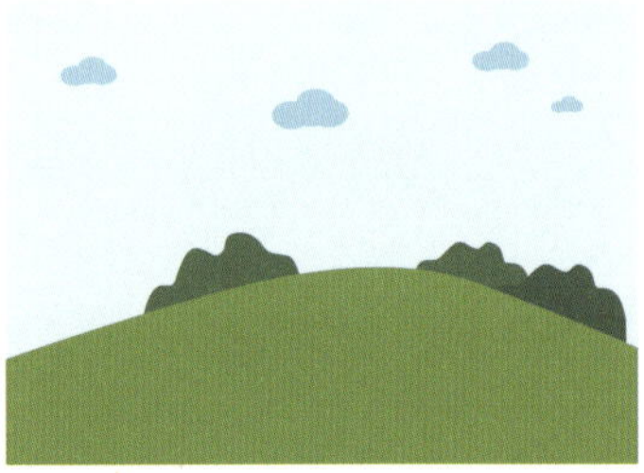

(낮다)

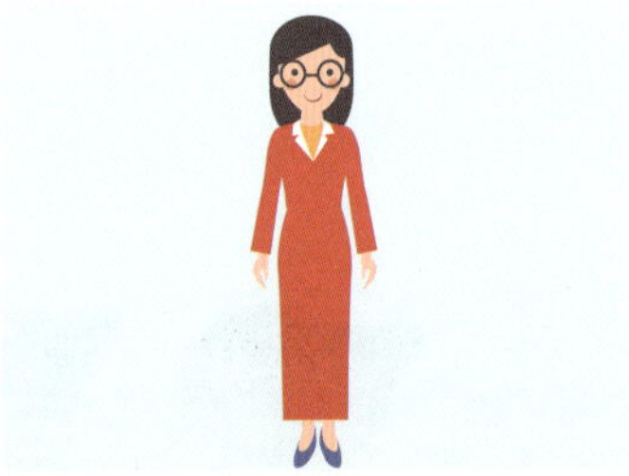

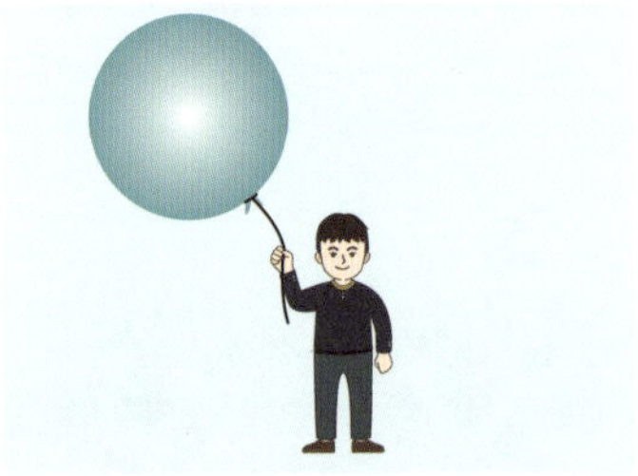

(   )

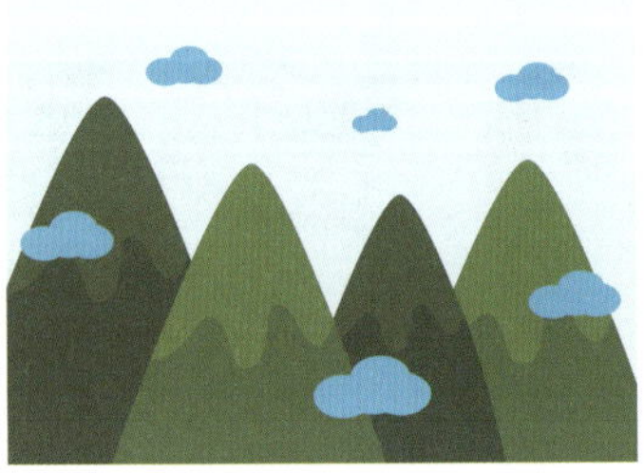

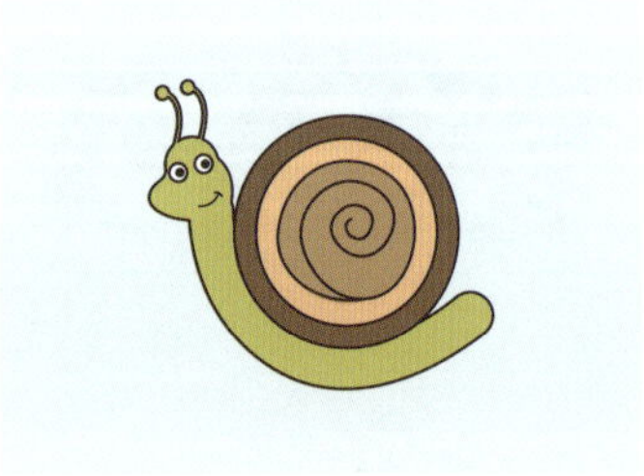

(   )

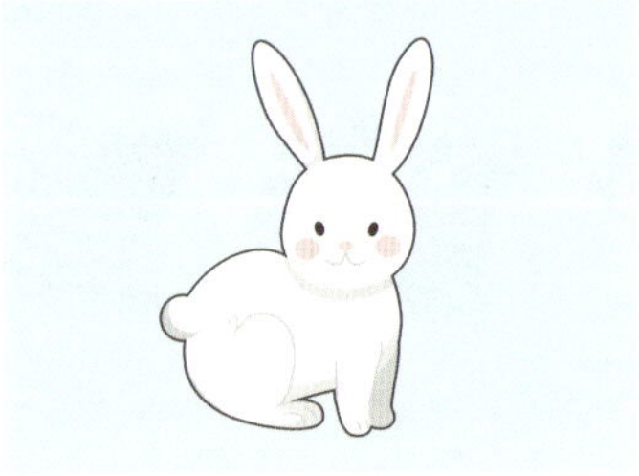

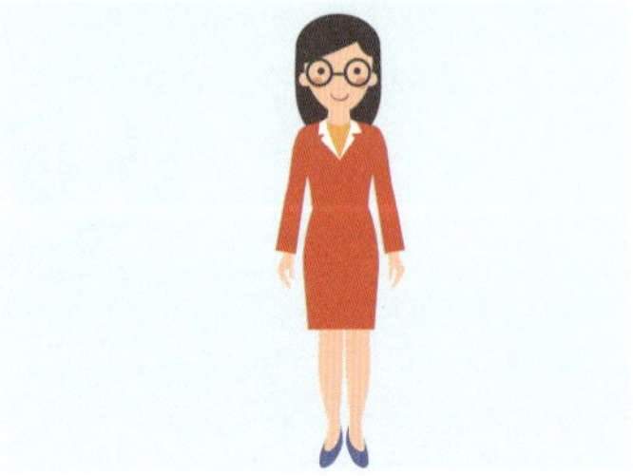

(   )

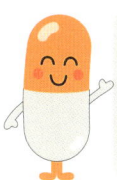 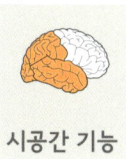

다음 미로 찾기를 하면서 만나는 글자를 순서대로 조합하여 어떤 글자가 되는지 (   )에 적어 보세요.

(   )

18일

날짜: _____ 년 ___ 월 ___ 일 요일 날씨: _____
시작 시각: ___ 시 ___ 분   마친 시각: ___ 시 ___ 분

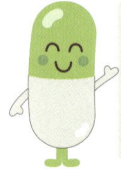 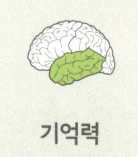
기억력

다음 그림은 동물원입니다. 어디에 어떤 동물이 있는지 동물의 이름과 위치를 잘 기억해 두세요.

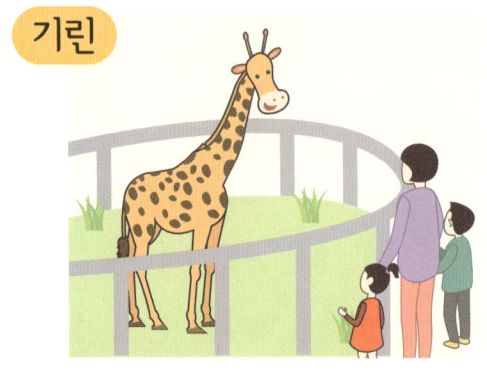

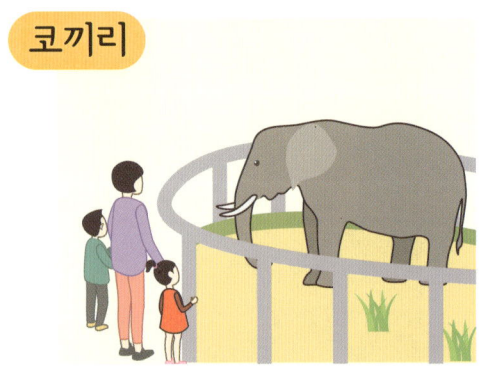

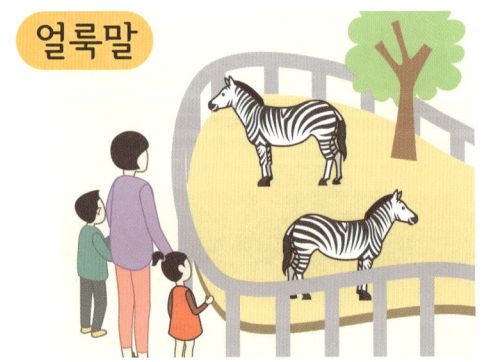

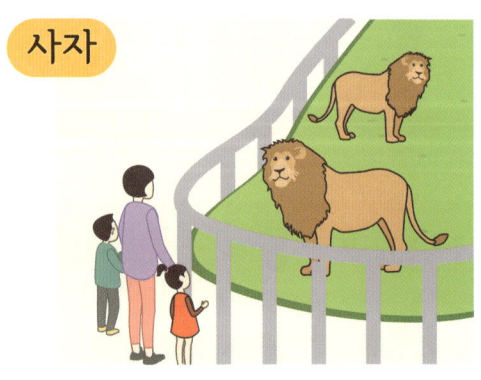

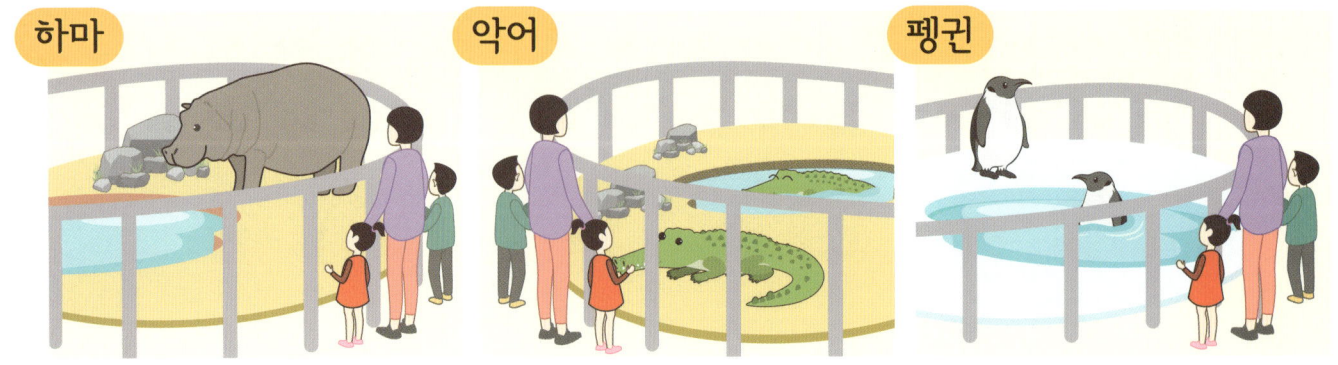

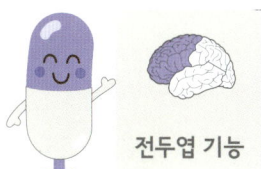 전두엽 기능

같은 숫자가 서로 이웃하지 않도록 (　)에 1, 2, 3 중 알맞은 숫자를 써 넣어 보세요.

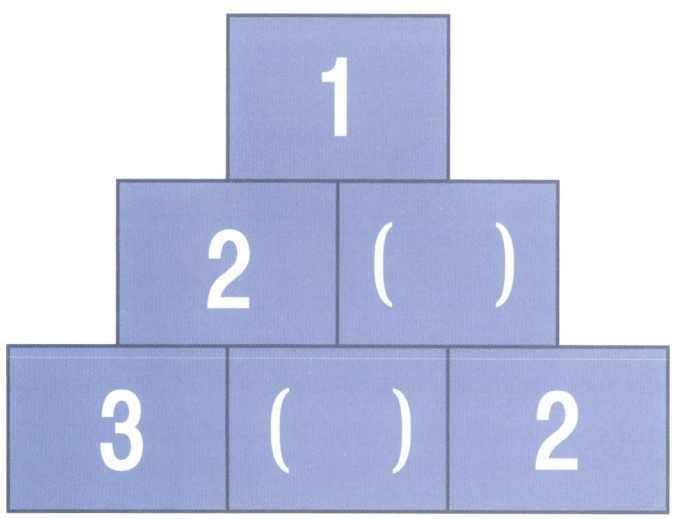

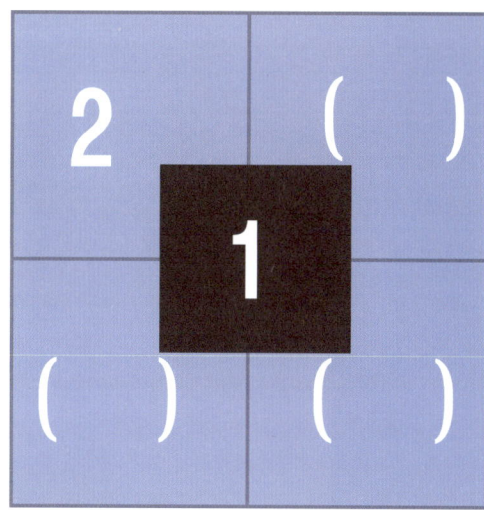

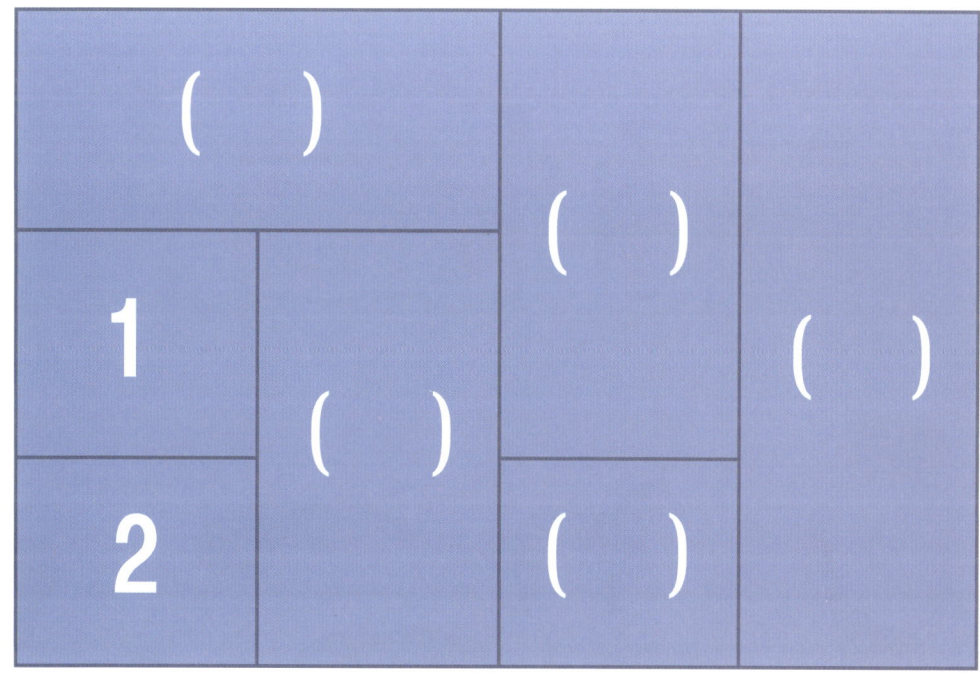

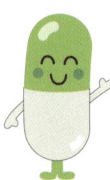 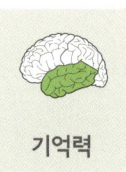

앞 장(74쪽)에서 기억한 동물들의 위치를 떠올리면서, 비어 있는 울타리 안에 어떤 동물이 있었는지 보기 에서 찾아 연결해 보세요.

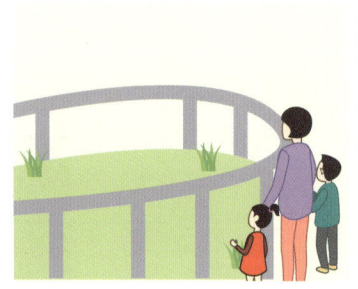 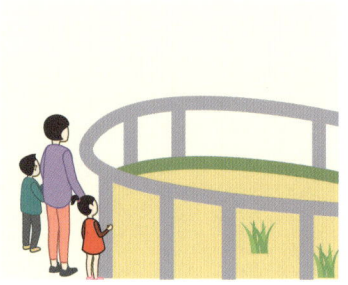

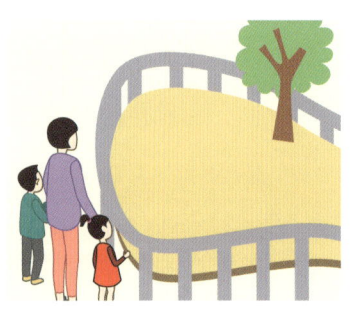 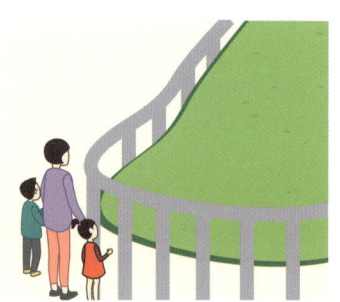

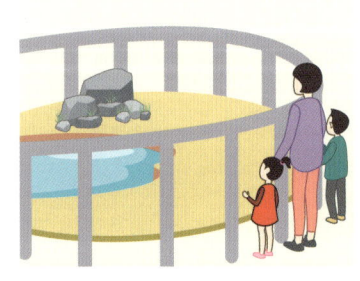 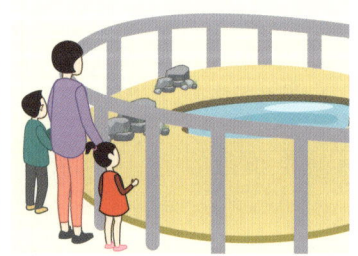 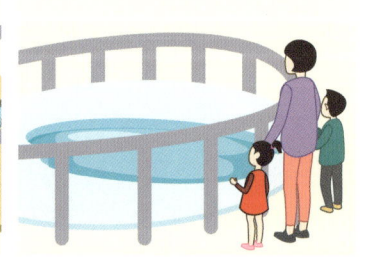

보기

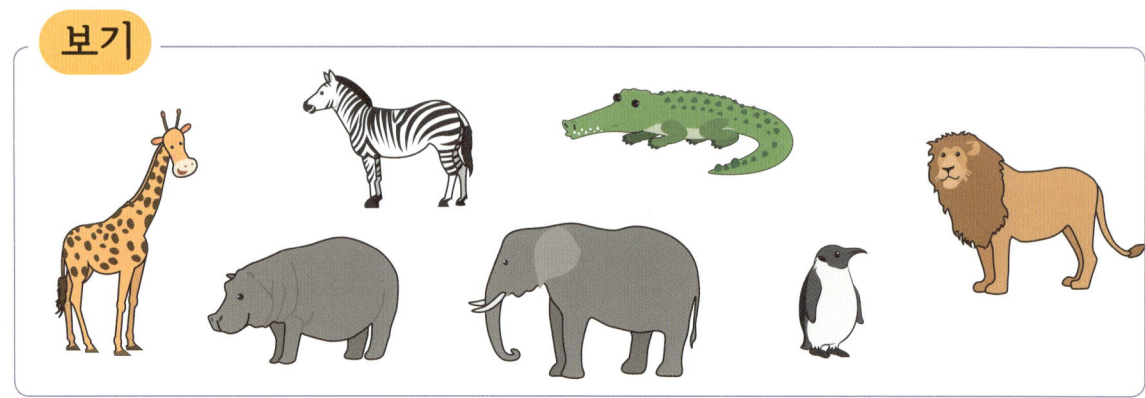

19일

날짜: ____년 ___월 ___일 ___요일 날씨: ____
시작 시각: ___시 ___분   마친 시각: ___시 ___분

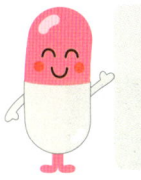 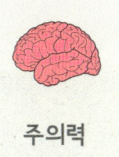

다음 표에서 1부터 10까지의 숫자를 차례대로 연결해 보세요.

→ 1	2	6	2
5	3	4	1
3	7	5	6
10	9	8	7

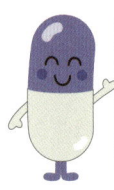 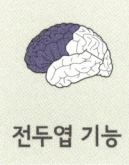

다음 글을 잘 읽고 질문에 답해 보세요.

친구와 고깃집에 왔습니다. 오늘은 내가 한턱내는 날입니다. 지갑에 돈이 4만 원 있습니다. 고기류는 2인분부터 주문이 가능합니다. 친구와 맥주 1병도 주문하려고 합니다.

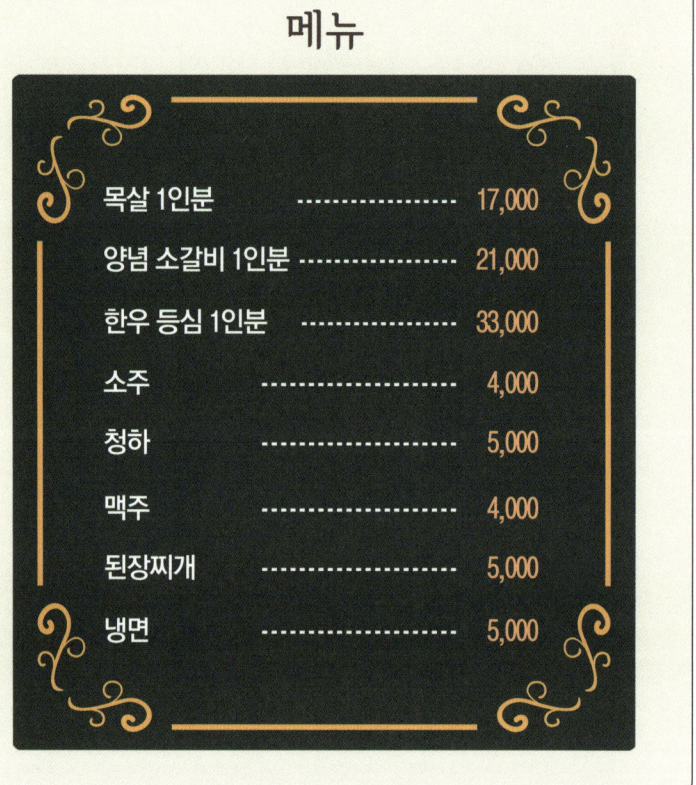

메뉴

목살 1인분	17,000
양념 소갈비 1인분	21,000
한우 등심 1인분	33,000
소주	4,000
청하	5,000
맥주	4,000
된장찌개	5,000
냉면	5,000

1. 주문 가능한 고기는 어떤 고기인가요?

   ① 목살   ② 양념 소갈비   ③ 한우 등심

2. 식사 후 지불해야 하는 금액은 얼마이고, 잔돈은 얼마를 받아야 하나요?

	①	②	③
식사비	36,000원	37,000원	38,000원
잔돈	4,000원	38,000원	2,000원

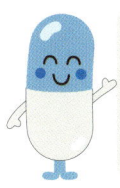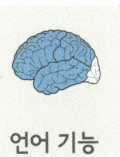

다음에 제시된 단어와 가장 유사한 단어에 ○ 표시해 보세요.

1. 시작하다

    개시하다   실망하다   퇴장하다

2. 고치다

    쉬다   수리하다   구기다

3. 섞다

    칠하다   그리다   혼합하다

4. 돕다

    받아들이다   거들다   주다

5. 울다

    웃다   뿌리다   흐느끼다

6. 혐오하다

    미워하다   좋아하다   생각하다

20일	날짜: _____ 년 _____ 월 _____ 일 _____ 요일 날씨: _____
	시작 시각: _____ 시 _____ 분 마친 시각: _____ 시 _____ 분

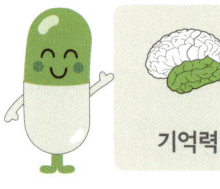
기억력

다음 화살표 순서대로 연결된 그림들을 살펴보면 어떤 규칙을 찾을 수 있습니다. 그 규칙이 무엇인지 (   )안에 적고 순서도 잘 기억해 두세요.

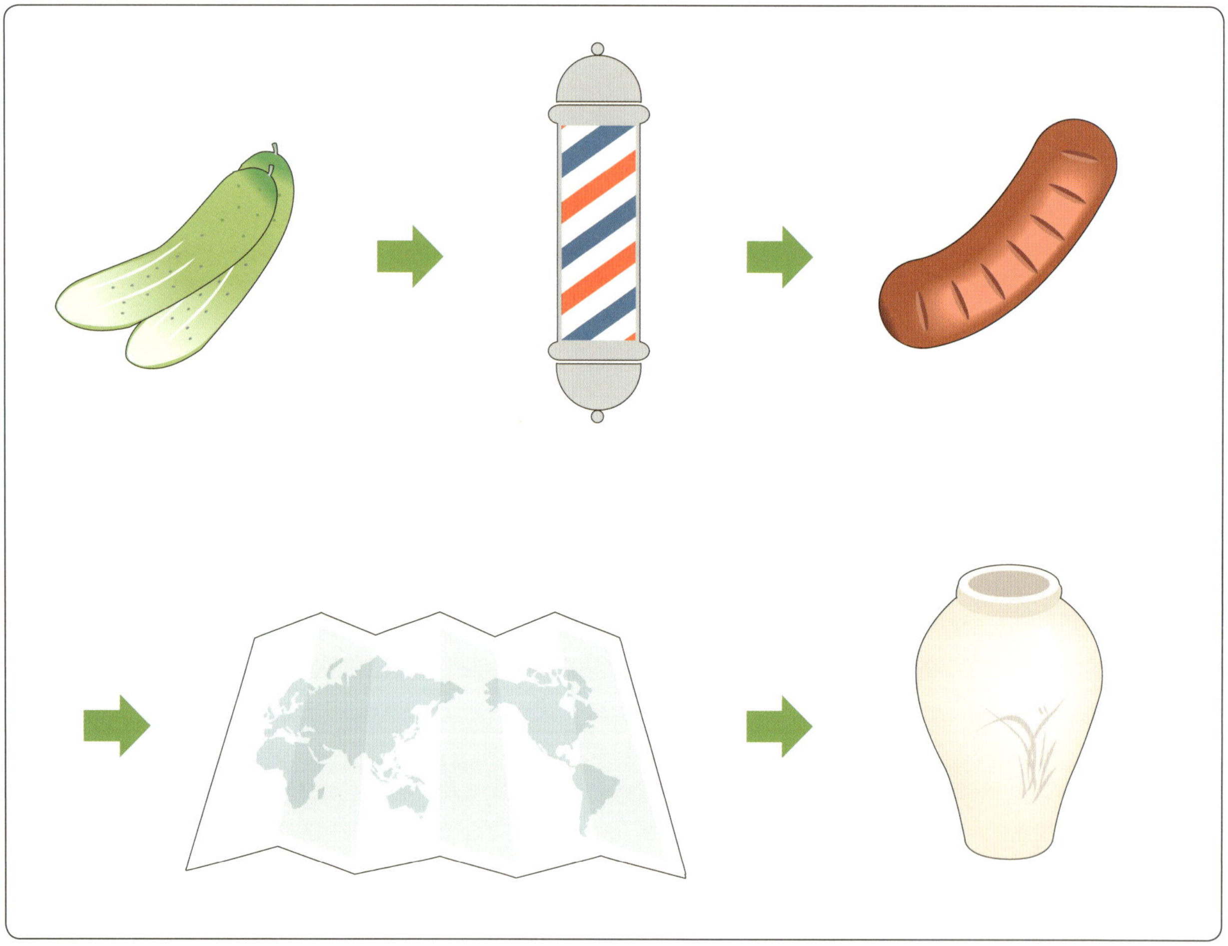

규칙은 무엇인가요?   (   )

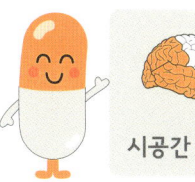

다음 네모 상자의 개수를 적어 보세요.

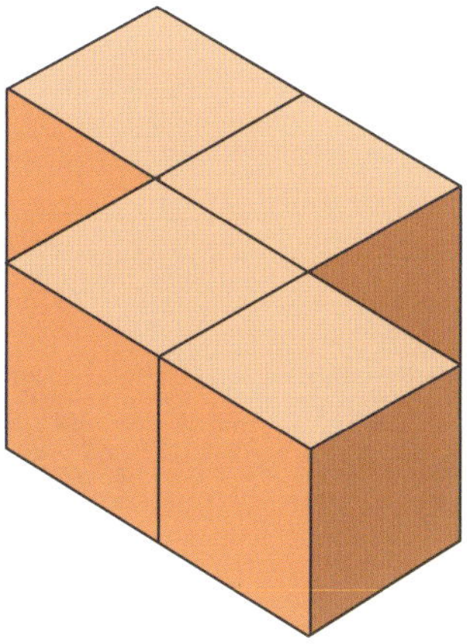

(   ) 개

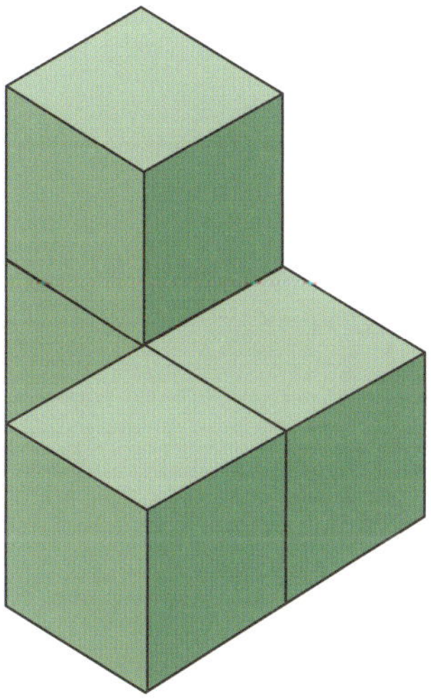

(   ) 개

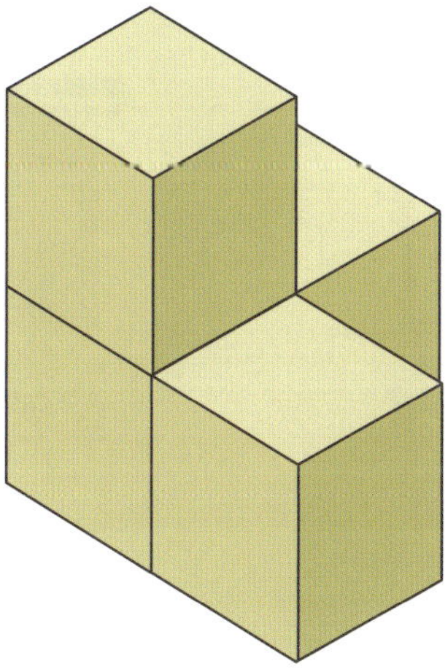

(   ) 개

기억력

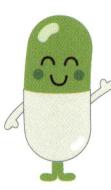

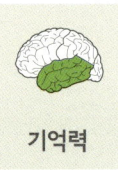

앞 장(80쪽)에서 외웠던 그림을 떠올리면서, 그 물품과 연관된 장소를 순서대로 이어 보세요.

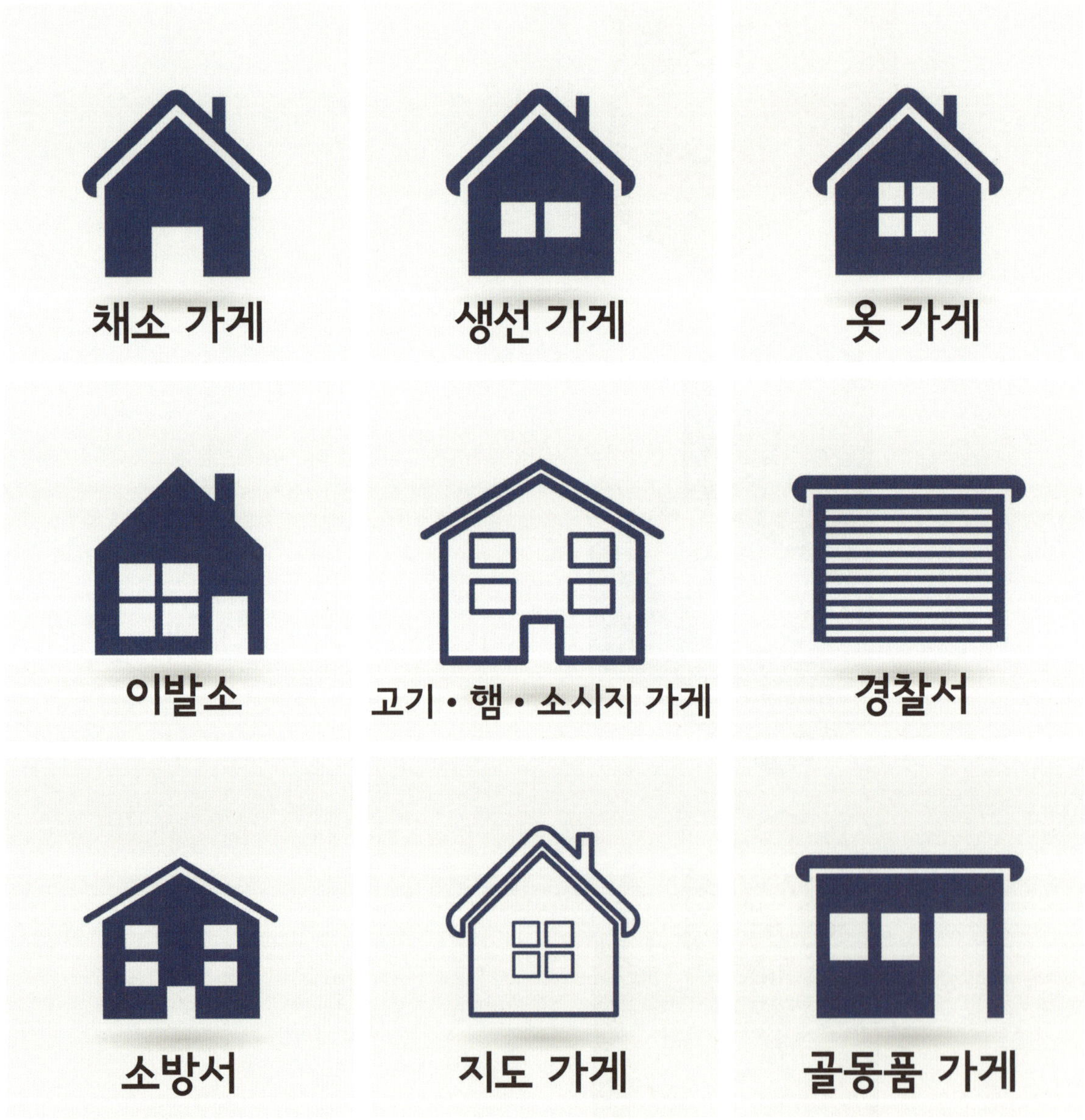

채소 가게
생선 가게
옷 가게
이발소
고기 • 햄 • 소시지 가게
경찰서
소방서
지도 가게
골동품 가게

21일

날짜: _____ 년 ___ 월 ___ 일 ___ 요일   날씨: _____
시작 시각: ___ 시 ___ 분   마친 시각: ___ 시 ___ 분

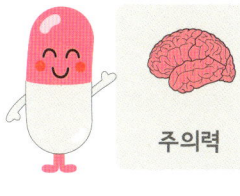
주의력

다음에서 2가 포함되어 있는 칸은 모두 몇 개인가요?

(   ) 개

21	43	86	20	94	10
5	32	60	99	33	42
92	98	52	96	8	63
58	13	83	39	28	41
71	4	24	64	19	32
12	49	75	53	81	35
37	26	48	2	77	6
18	51	24	55	15	67

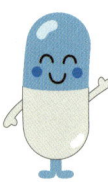 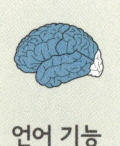

언어 기능

다음 빈칸에 '빨강'과 관련되어 떠오르는 단어를 자유롭게 적어 보세요.

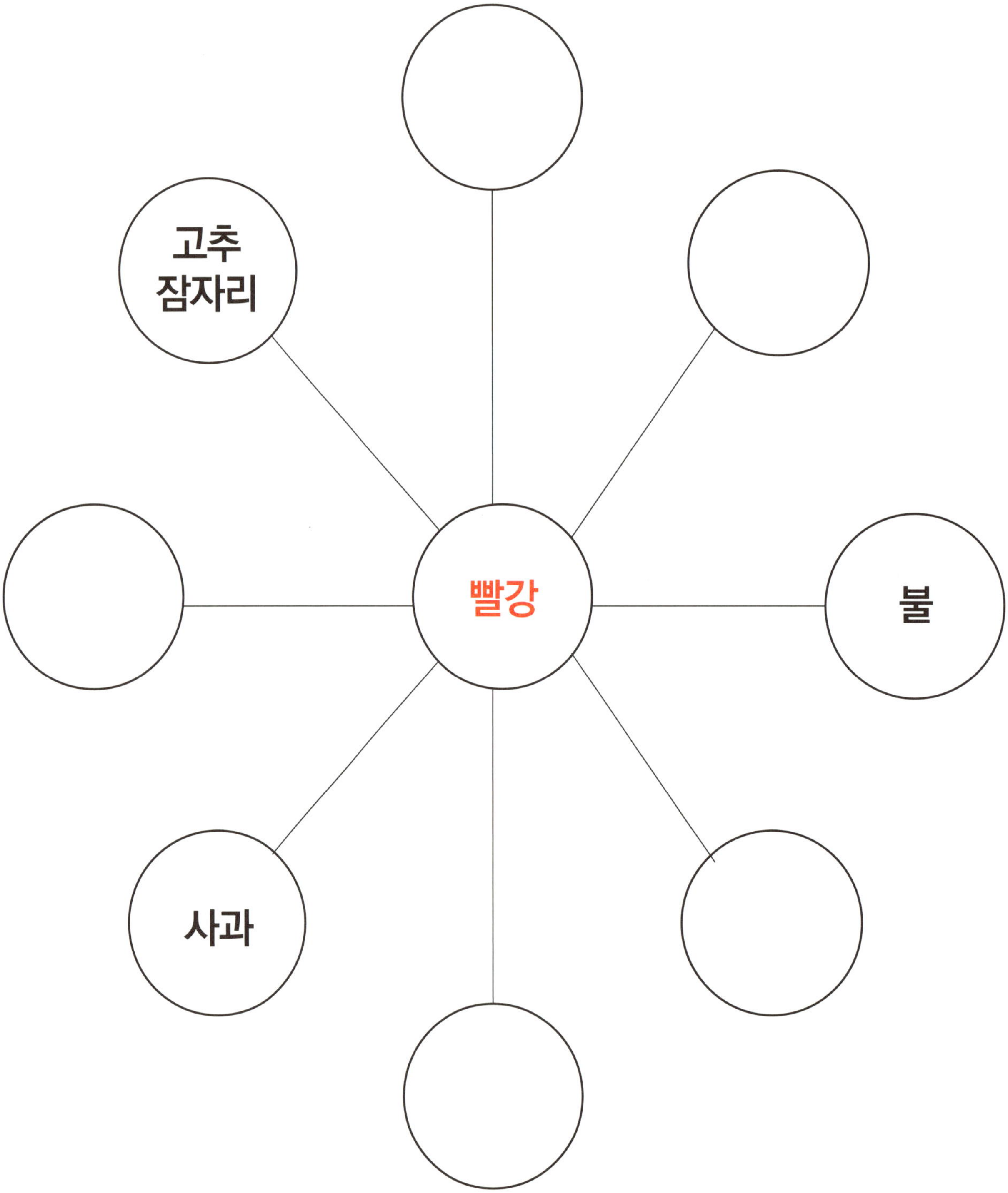

- 빨강
  - 고추잠자리
  - 불
  - 사과

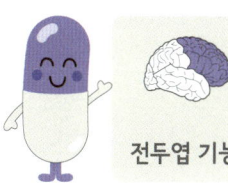

다음 점선의 화살표 방향이 바뀌는 규칙을 잘 생각해 보고, 아래 빨간 점선에 알맞은 화살표를 표시해 보세요.

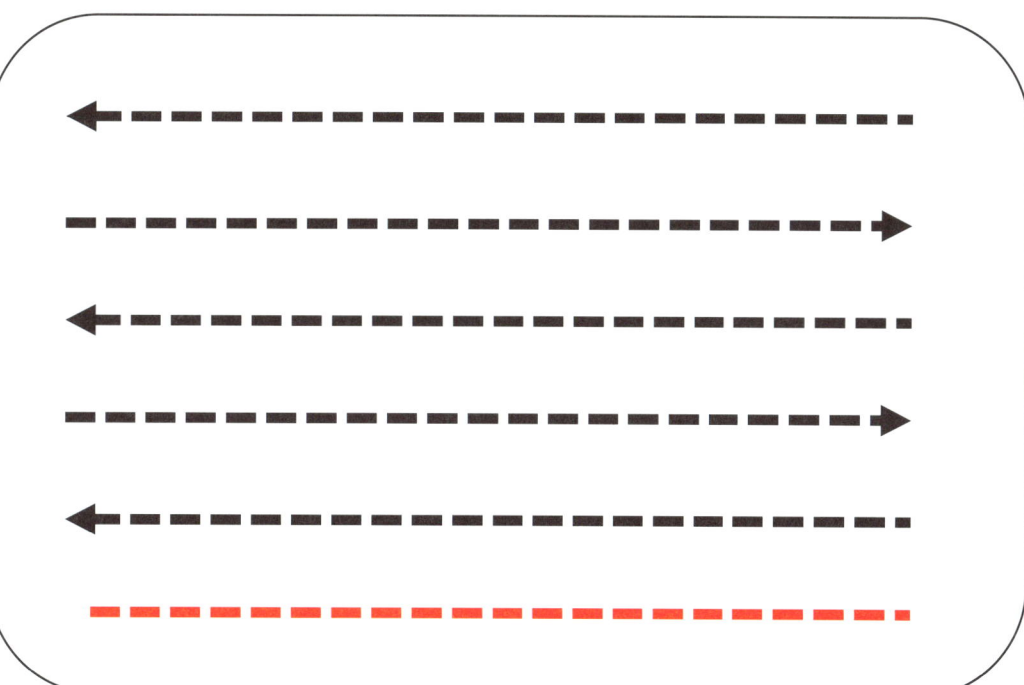

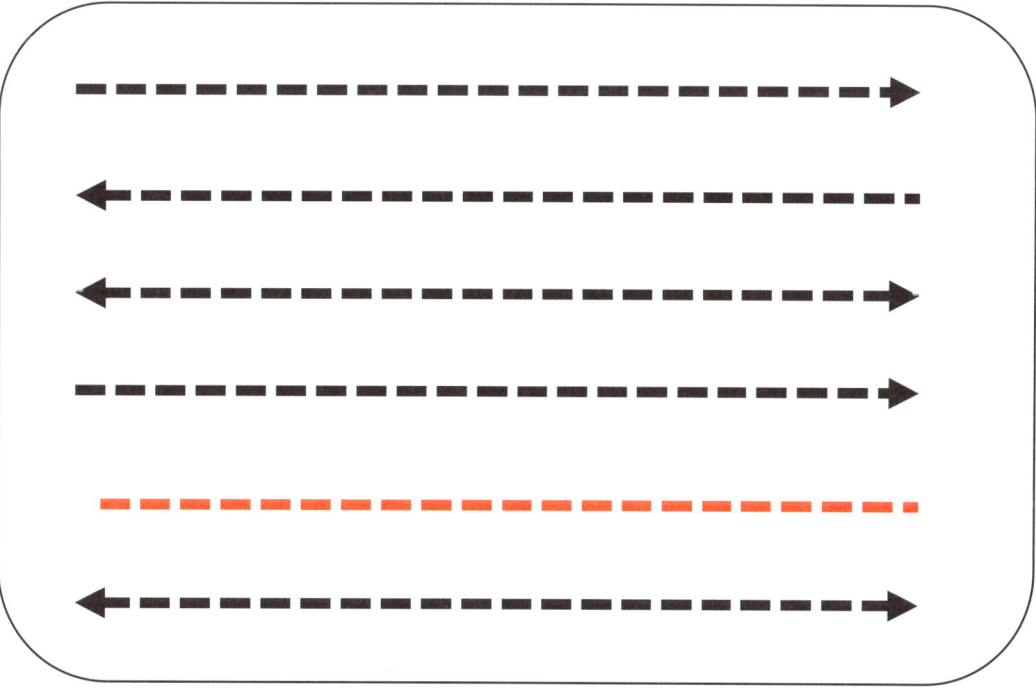

22일

날짜: _____ 년 ___ 월 ___ 일 ___ 요일   날씨: _____
시작 시각: ___ 시 ___ 분   마친 시각: ___ 시 ___ 분

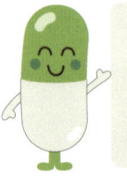 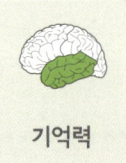
기억력

곧 손녀의 생일이 다가옵니다. 손녀의 생일을 축하하기 위해 다양한 이벤트를 준비하려고 합니다. 각각 준비할 내용을 본인이 정해서 적고 잘 기억해 두세요.

생일 파티 장소	

준비할 음식 3종류	

준비할 선물	

초대할 사람 3명	

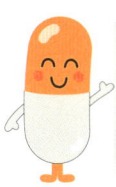 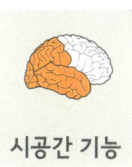 시공간 기능

다음 신발 중에서 짝이 없는 신발을 모두 찾아 ○ 표 시해 보세요.

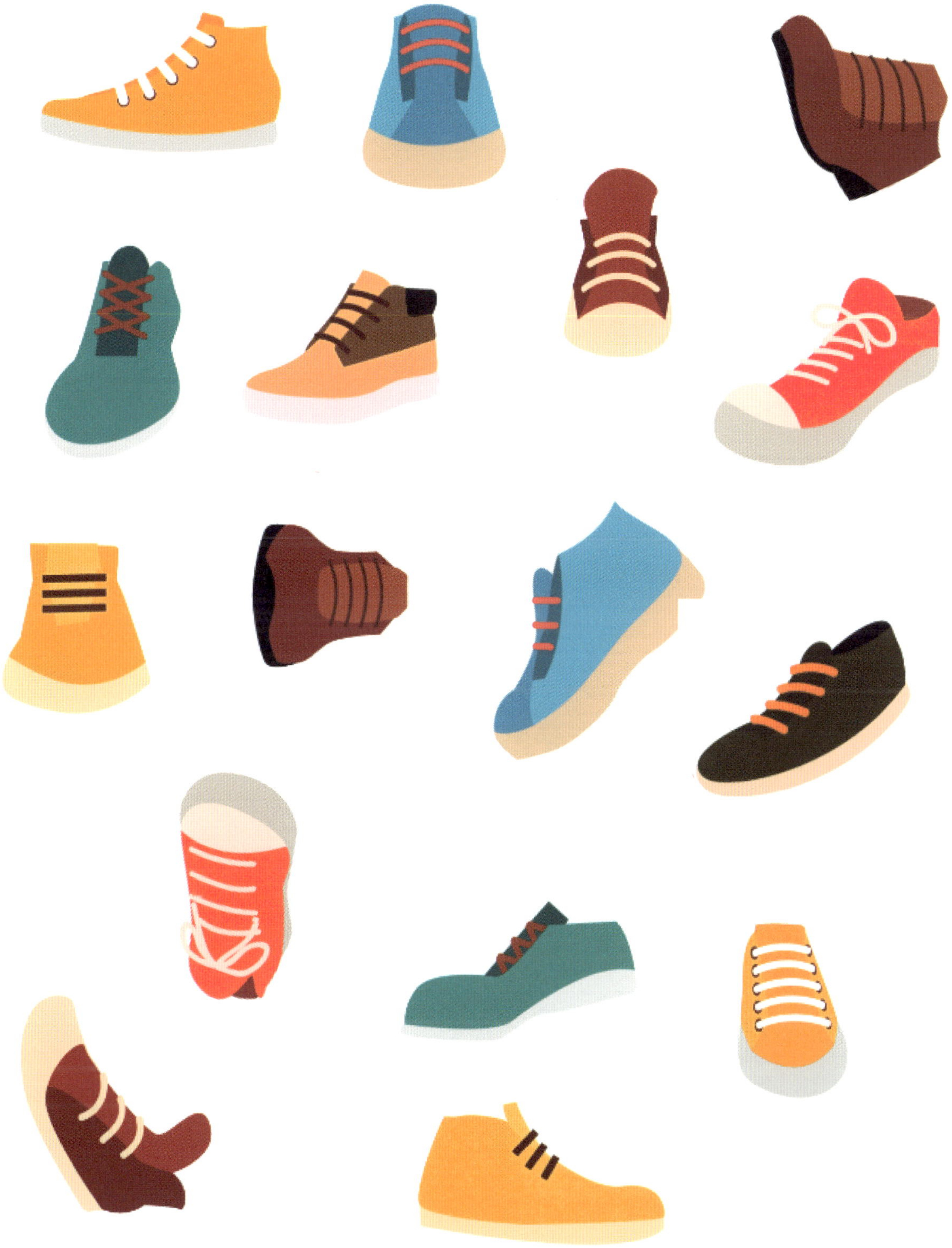

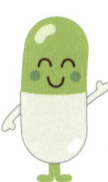
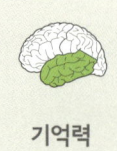
기억력

앞 장(86쪽)에서 손녀의 생일을 축하하기 위한 이벤트를 준비하였습니다. 생일 파티를 위해 계획했던 파티 장소, 음식, 선물, 초대할 사람을 떠올리면서, 다시 한번 적어 보세요.

생일 파티 장소	
준비할 음식 3종류	
준비할 선물	
초대할 사람 3명	

23일

날짜: _____ 년 ___ 월 ___ 일 ___ 요일 날씨: _____
시작 시각: ___ 시 ___ 분 마친 시각: ___ 시 ___ 분

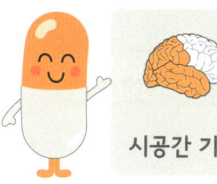

다음은 화가 반고흐의 '아를의 방'이라는 그림입니다. 빈칸에 들어갈 그림 조각을 보기 에서 찾아 연결해 보세요.

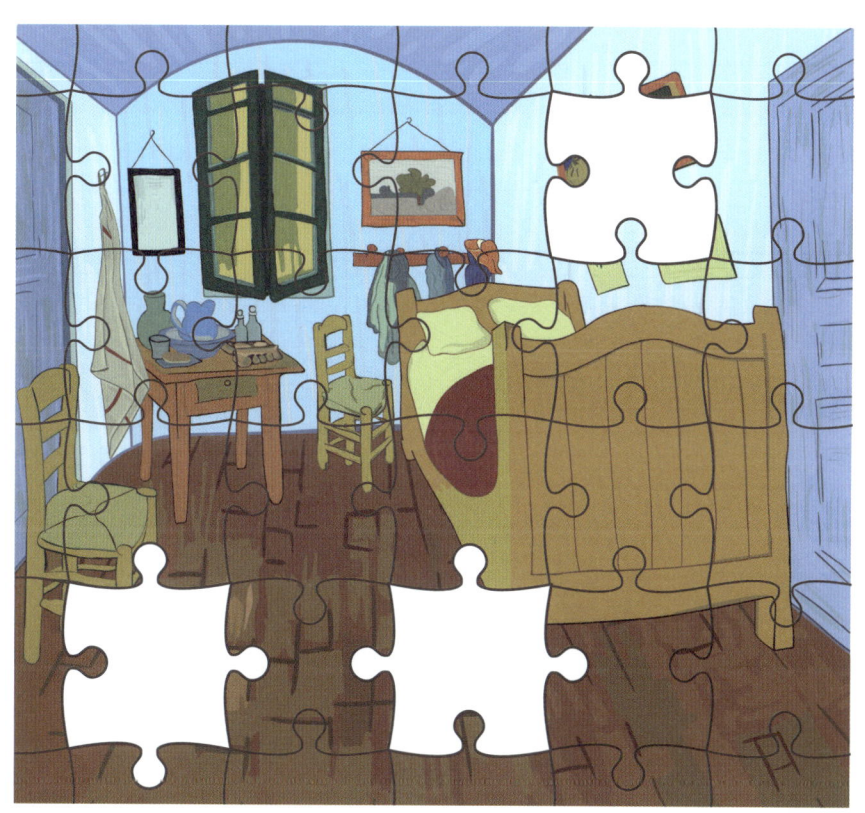

> 보기

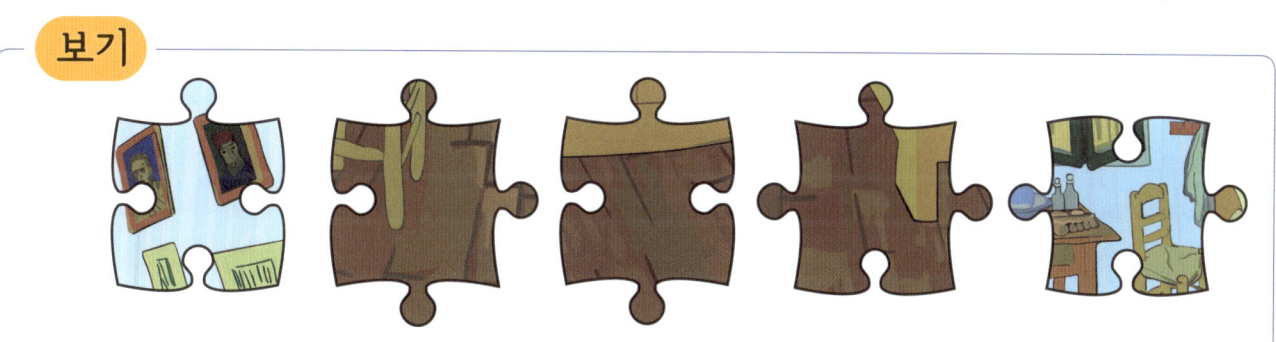

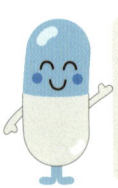 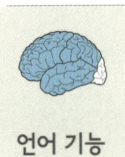

다음에서 '리' 자로 끝나는 말을 (   )에 적어 보세요. 글자 수는 제한 없고 최대한 많이 적으려 노력해 보세요.

가오리	( ) 리
( ) 리	( ) 리
( ) 리	( ) 리
( ) 리	( ) 리
( ) 리	( ) 리
( ) 리	( ) 리
( ) 리	( ) 리

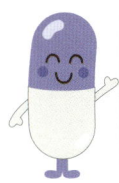
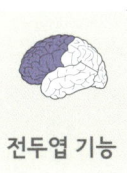
전두엽 기능

다음 도형들을 크기가 작은 것에서 큰 순서로 선을 잇되, 세모 다음에는 네모로 번갈아 가면서 연결해 보세요.

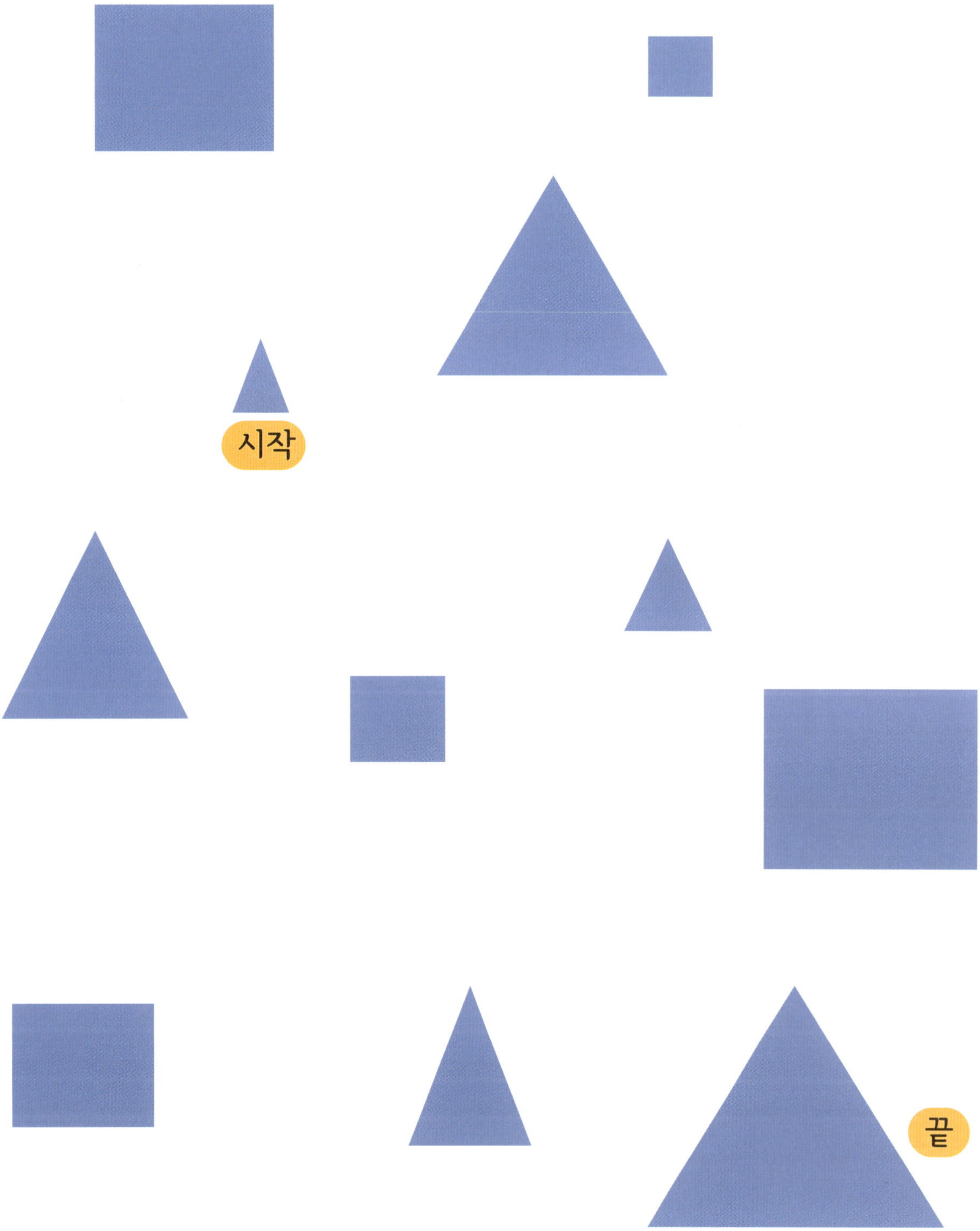

24일

날짜: ____년 ____월 ____일 ____요일 날씨: ____
시작 시각: ____시 ____분 마친 시각: ____시 ____분

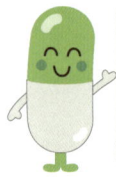 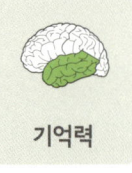

기억력

다음은 부부 동반 모임입니다. 세 쌍의 부부 이름과 얼굴을 잘 기억해 두세요.

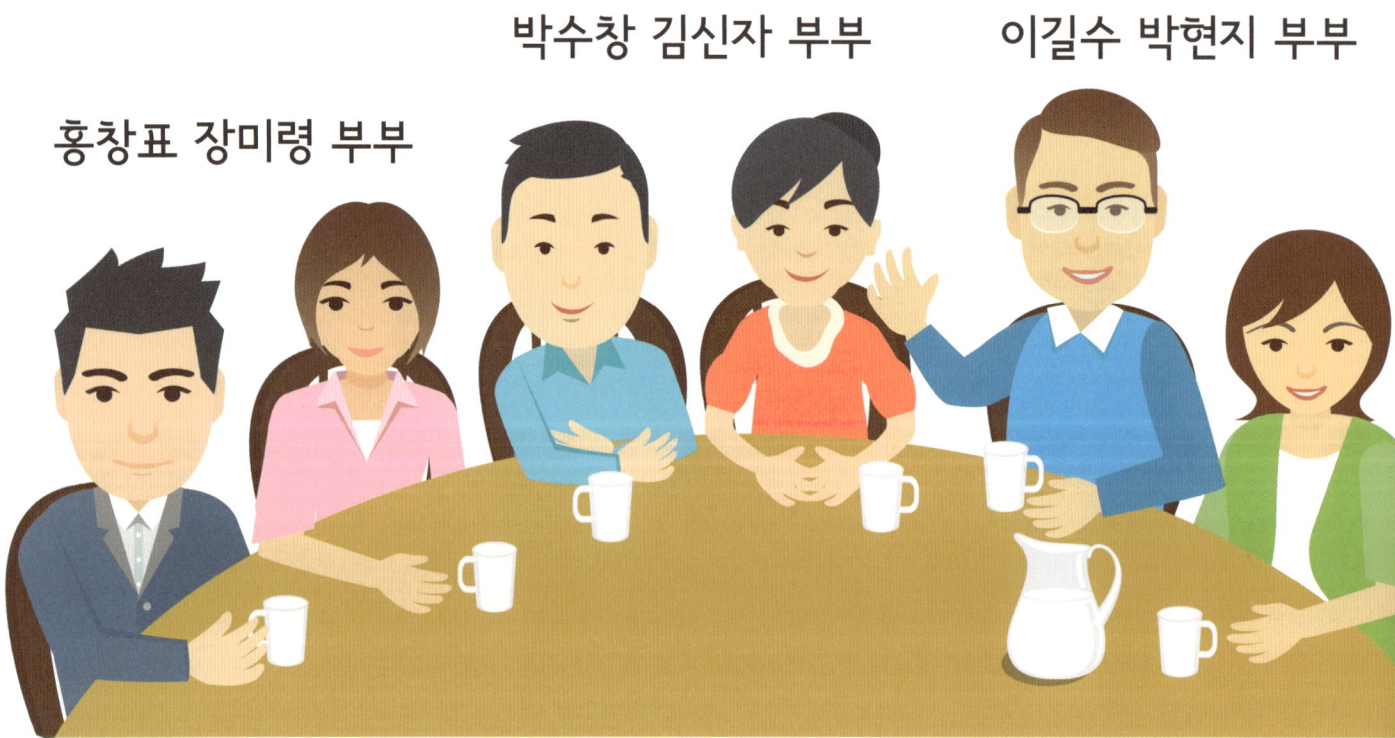

홍창표 장미령 부부   박수창 김신자 부부   이길수 박현지 부부

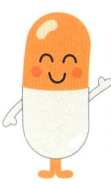 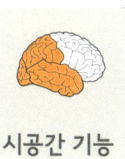

왼쪽 도형의 자른 부분을 오른쪽에서 찾아 바르게 연결해 보세요.

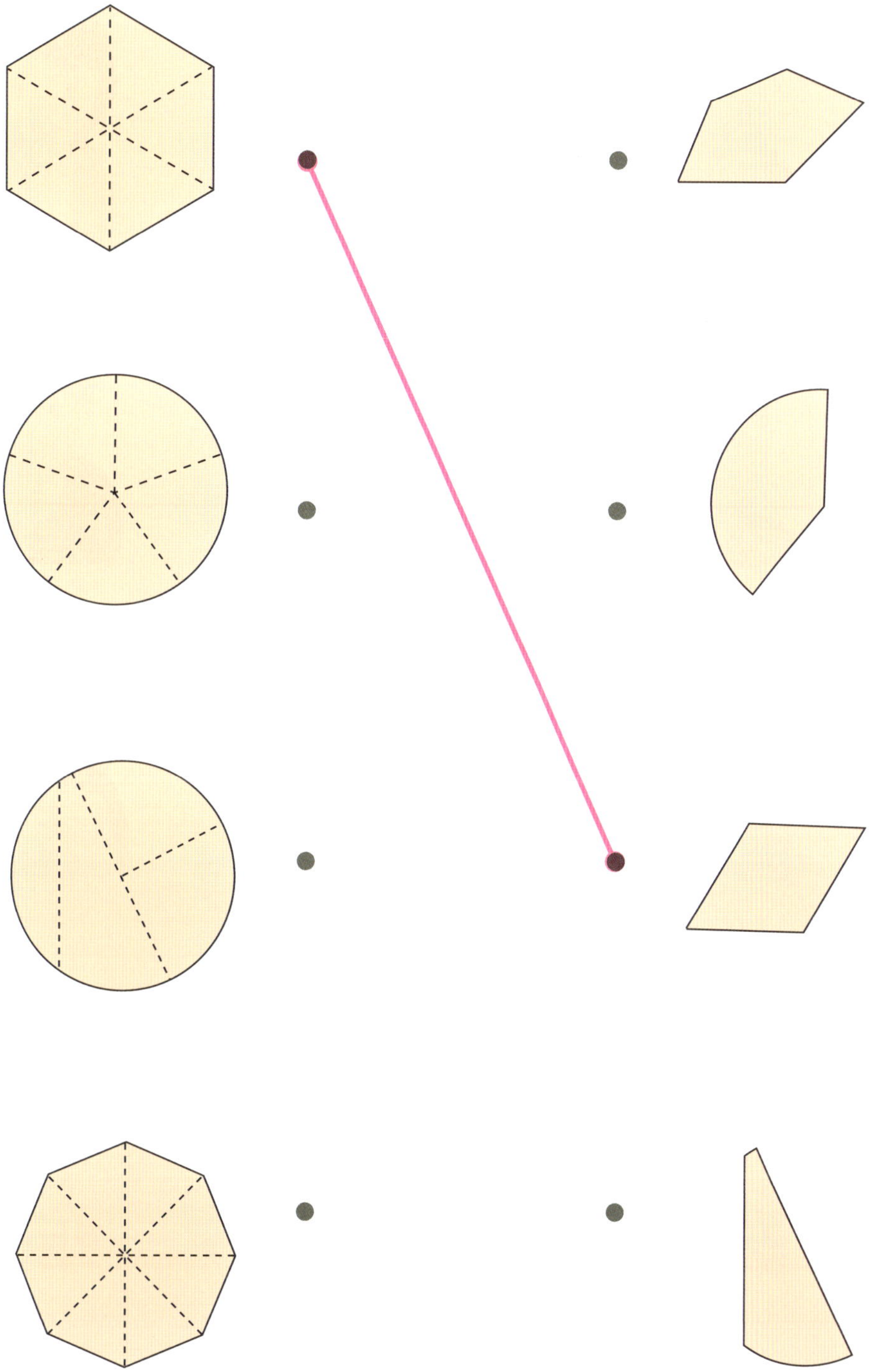

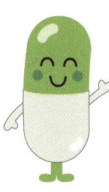 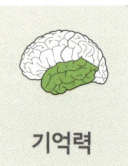
기억력

앞 장(92쪽)에서 기억한 세 쌍의 부부 얼굴과 이름을 떠올리면서, 부부의 얼굴끼리 이름끼리 바르게 연결해 보세요.

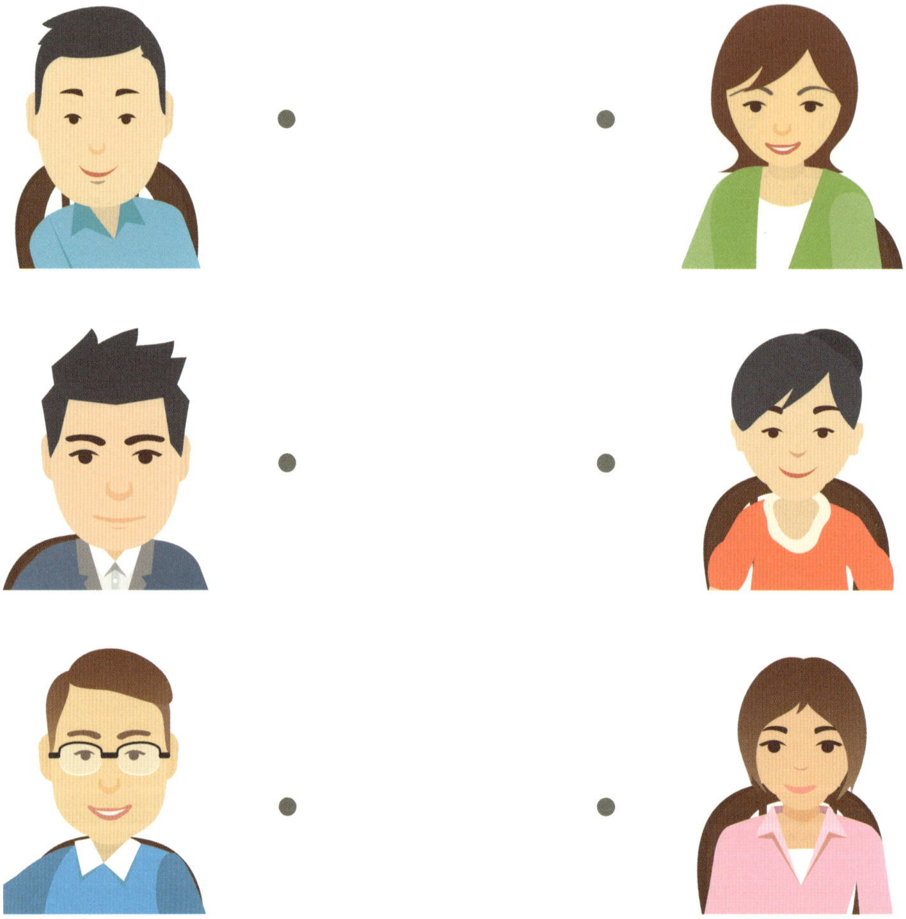

박수창	•	•	김신자
홍창표	•	•	박현지
이길수	•	•	장미령

25일

날짜: ___ 년 ___ 월 ___ 일 ___ 요일   날씨: ___
시작 시각: ___ 시 ___ 분   마친 시각: ___ 시 ___ 분

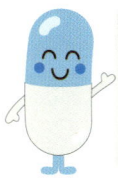 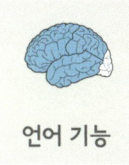
언어 기능

다음에 제시된 단어들을 적절히 배열하여 올바른 문장을 완성해 보세요.

1. 나비가, 되었습니다, 애벌레가

   _____

2. 싸, 김밥을, 엄마가, 주셨습니다

   _____

3. 가을에는, 떨어집니다, 낙엽이

   _____

4. 사전에서, 찾았습니다, 단어를

   _____

5. 사러, 신발을, 백화점에, 갑니다

   _____

6. 바람이, 불고, 세차게, 있습니다

   _____

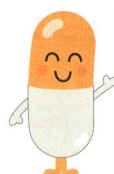 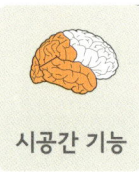 다음 냉장고 안에 있는 물건의 위치를 잘 보고 질문에 답하세요.

1. 냉장실 위에서 두 번째 칸의 가운데 물건은 무엇인가요?

   (   )

2. 냉장실 아래에서 두 번째 칸의 제일 왼쪽 물건은 무엇인가요?

   (   )

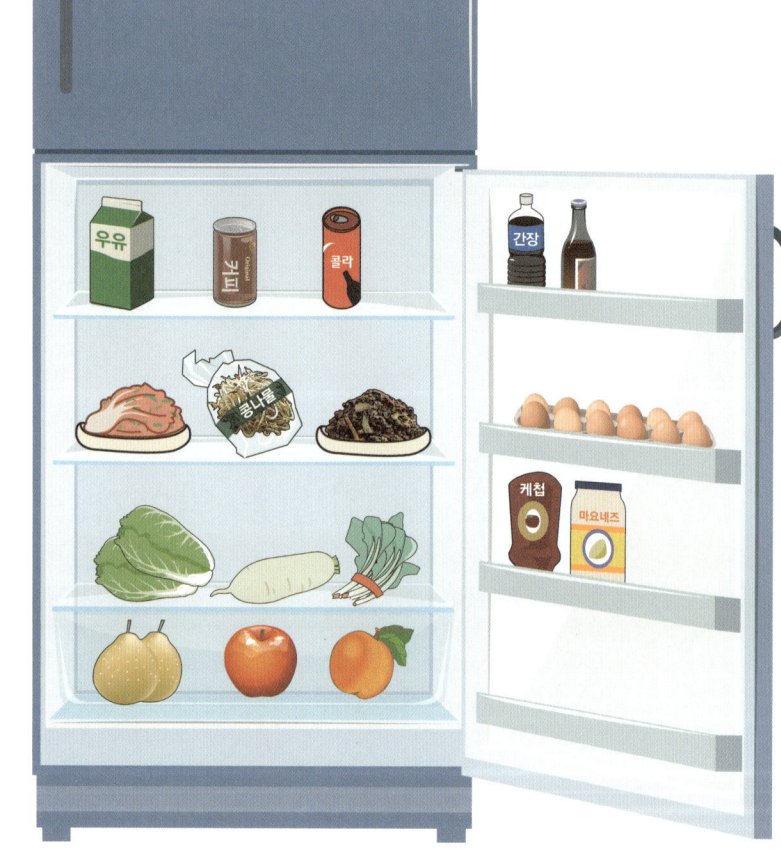

3. 냉장실 문 위에서 세 번째 칸의 왼쪽 물건은 무엇인가요?

   (   )

4. 김치가 있는 칸 제일 오른쪽 바로 위 칸에는 무엇이 있나요?

   (   )

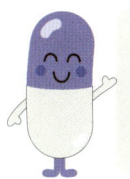 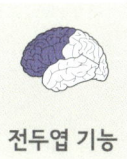

다음 문제를 풀어 보세요.

1. 다음 빈칸에 적절한 단어를 적어 보세요.

광산	석탄
유전	석유
숲	
	소금

2. 다음에 제시된 단어들에서 공통적으로 연상되는 것은?

수력, 화력, 원자력, 풍력

(   )

3. 다음 빈칸에 공통적으로 들어갈 단어를 찾아보세요.

밥	
구두(듯)	
	턱

(   )

26일

날짜: _____ 년 _____ 월 _____ 일 _____ 요일   날씨: _____
시작 시각: _____ 시 _____ 분   마친 시각: _____ 시 _____ 분

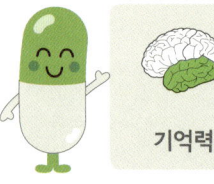

다음의 집 그림을 잘 관찰해 보세요. 창문이 어떻게 생겼는지 문은 어디 있는지 등을 잘 보고, 아래의 빈칸에 그리면서 외워 보세요.

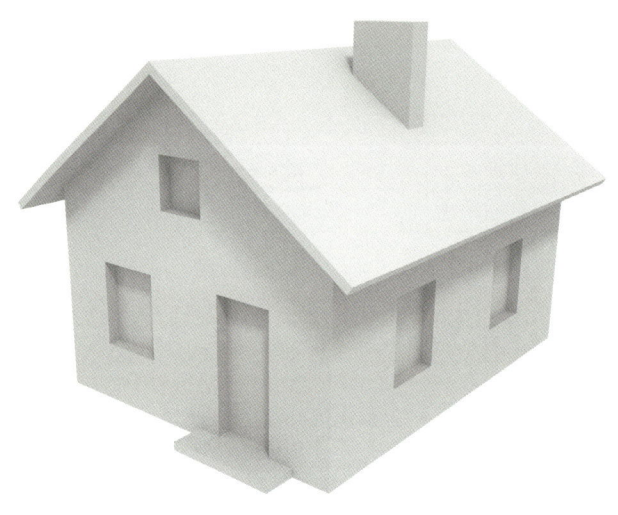

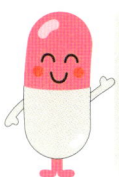 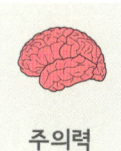

주의력

다음 숫자를 순서대로 이어서 그림을 완성해 보세요. 어떤 동물이 완성되는지 (   )에 적어 보세요.

(   )

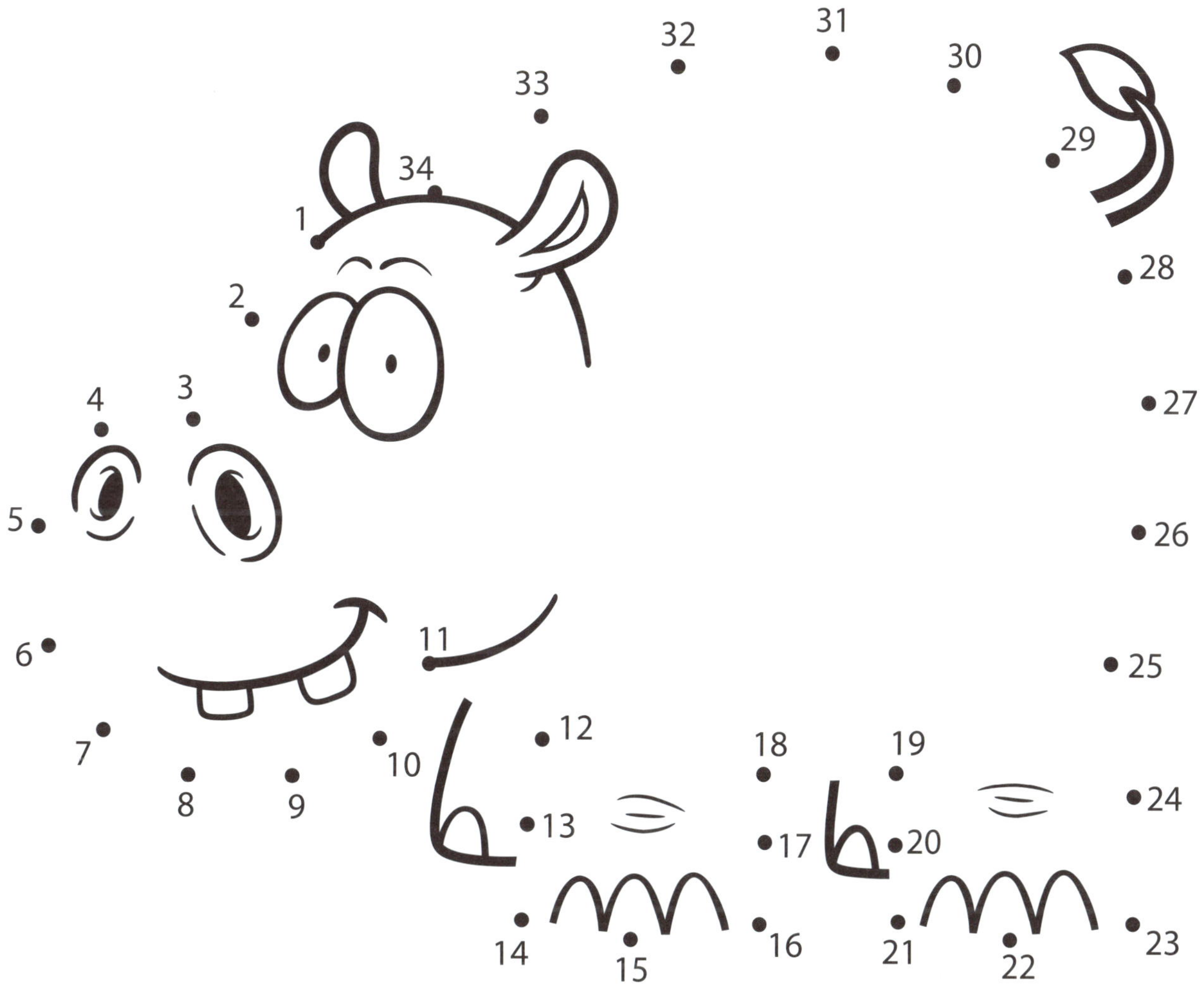

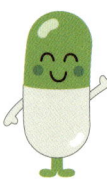 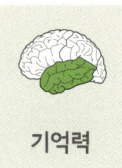

기억력

앞 장(98쪽)에서 그렸던 집 그림을 잘 떠올려 보세요. 그리고 아래의 빈칸에 기억한 것을 그려 보세요. 가능한 많이 그리려고 노력해 보세요.

27일

날짜: ___년 ___월 ___일 ___요일 날씨: ___
시작 시각: ___시 ___분   마친 시각: ___시 ___분

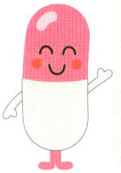 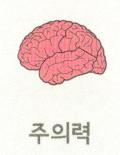

다음 영어 단어 중에서 A가 포함되어 있는 단어는 모두 몇 개인가요? ( ) 개

CALL
ANIMAL
PENCEL
MEMO
WHITE
SMALL
SHOW
DOG
SKY GIRAFFE
LARGE
WINDOW
MIRACLE
COFFEE
PAPER

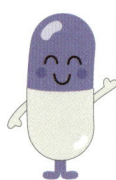 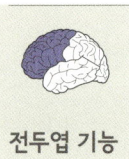

다음 그림에서 ?에 칠해질 색깔을 유추해 ○ 표시해 보세요.

1.

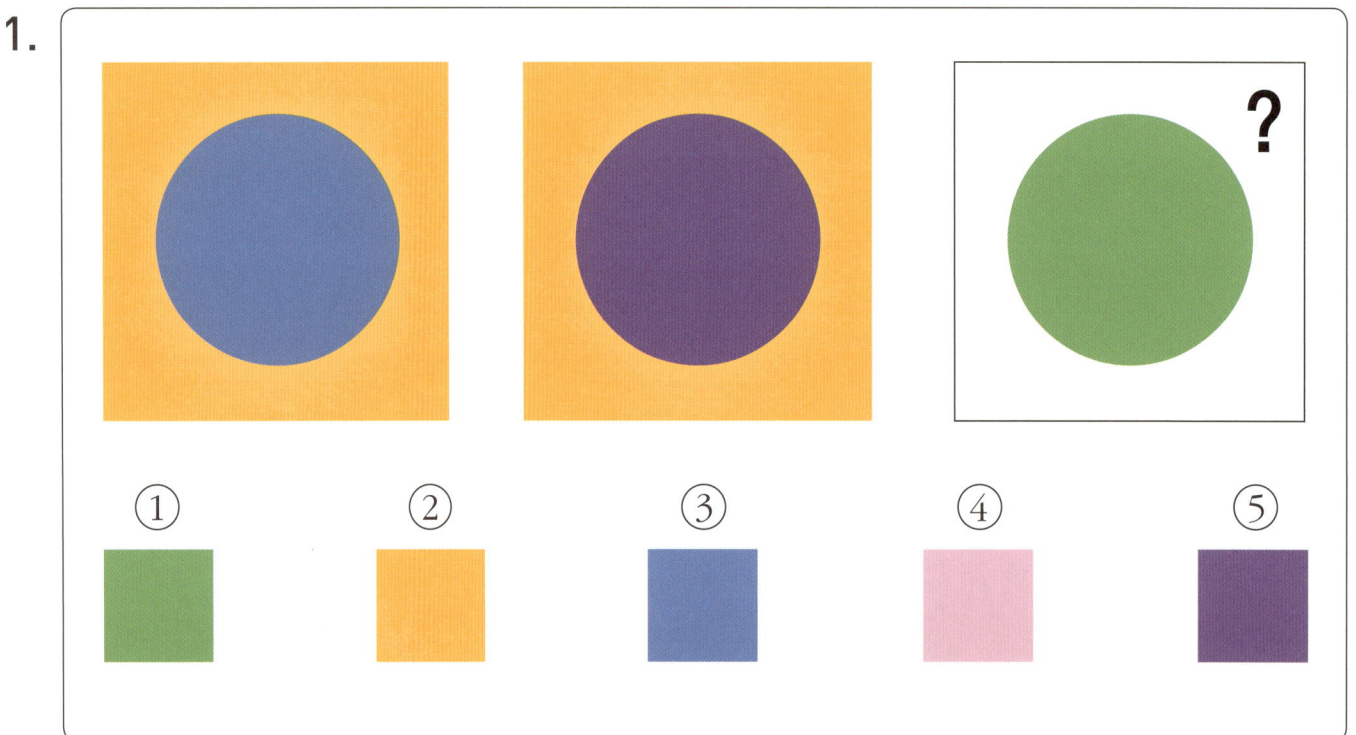

2.

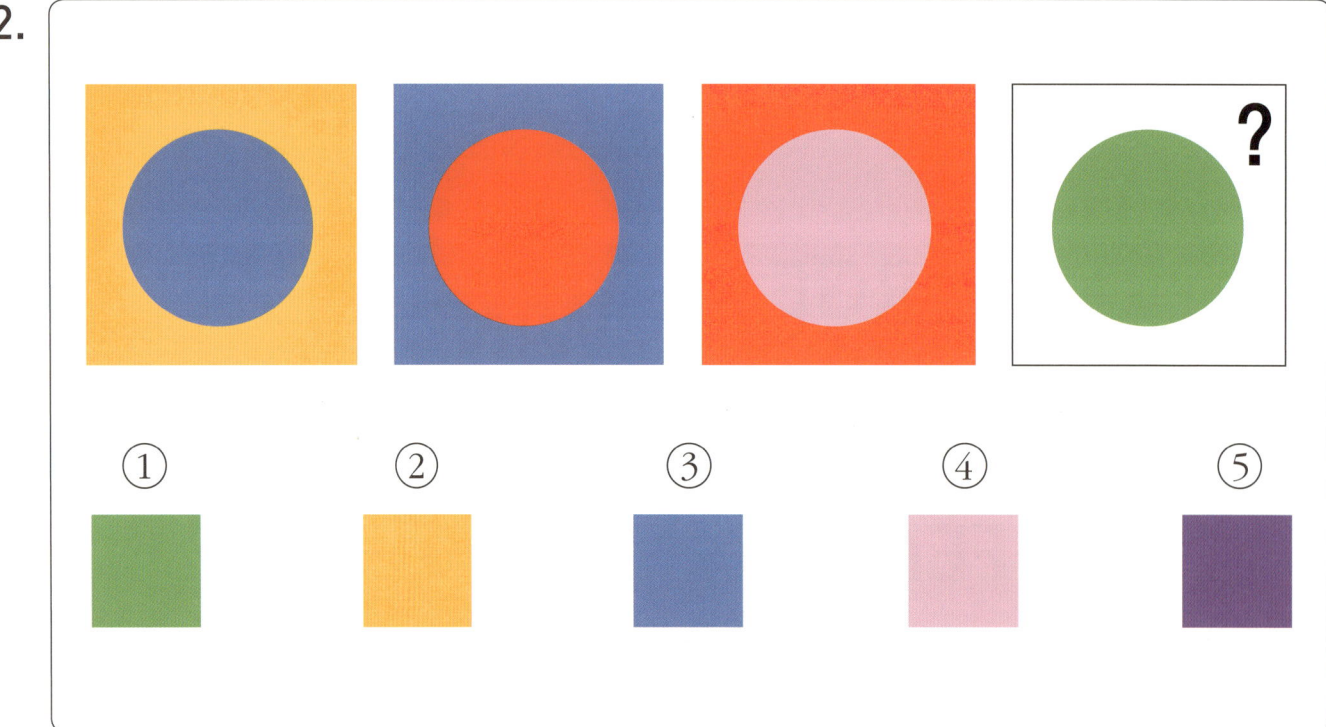

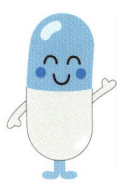 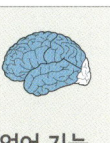 다음은 황순원의 소설 〈소나기〉의 일부입니다. 읽으면서 잘못된 단어나 구절에 모두 ◯ 표시해 보세요.

소년은 개울가에서 소녀를 보자 곧 윤 초시네 증손녀(曾孫女)딸이라는 걸 알 수 있구었다. 소녀는 개울에다 손을 담그고 물난장을 하고 있는 것이다. 서울서는 이런 개울물을 보지 못하기나 한 듯이. 벌써 며칠째 소녀는, 학교에서 돌오아는 길에 물장난이었다. 그런데 어제까지 개울 기슭에서 하더니, 오늘은 징다검리 한가운데 앉아서 하고 있다. 소년은 개울둑에 앓아 버렸다. 소녀가 비키기를 기다리자는 것이다. 요행 지나가는 사람이 있어, 소녀가 술을 비켜 주었다. 다음 날은 좀 늦게 마닷가로 나왔다. 이날은 소녀가 징검다리 한가운데 앉아 수세를 하고 있었나. 분홍 스웨터 소매를 걷어 올린 목덜미가 마냥 희었다. 한참 세수를 하고 나더니, 이번에는 불속을 빤히 들여다본다. 얼굴이라도 비추어 보는 것이리라. 갑자기 물을 움켜 낸다. 고기 새끼라도 지나가는 듯

28일

날짜: _____ 년 ___ 월 ___ 일 ___ 요일   날씨: _____
시작 시각: ___ 시 ___ 분   마친 시각: ___ 시 ___ 분

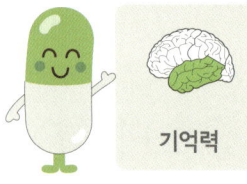
기억력

다음은 새로 이사 갈 집의 구조입니다. 가족들이 쓸 방의 번호를 정하고, 물건들을 어디에 놓을지 정해서 (   )에 번호를 적어 보세요. 그리고 잘 기억해 두세요.

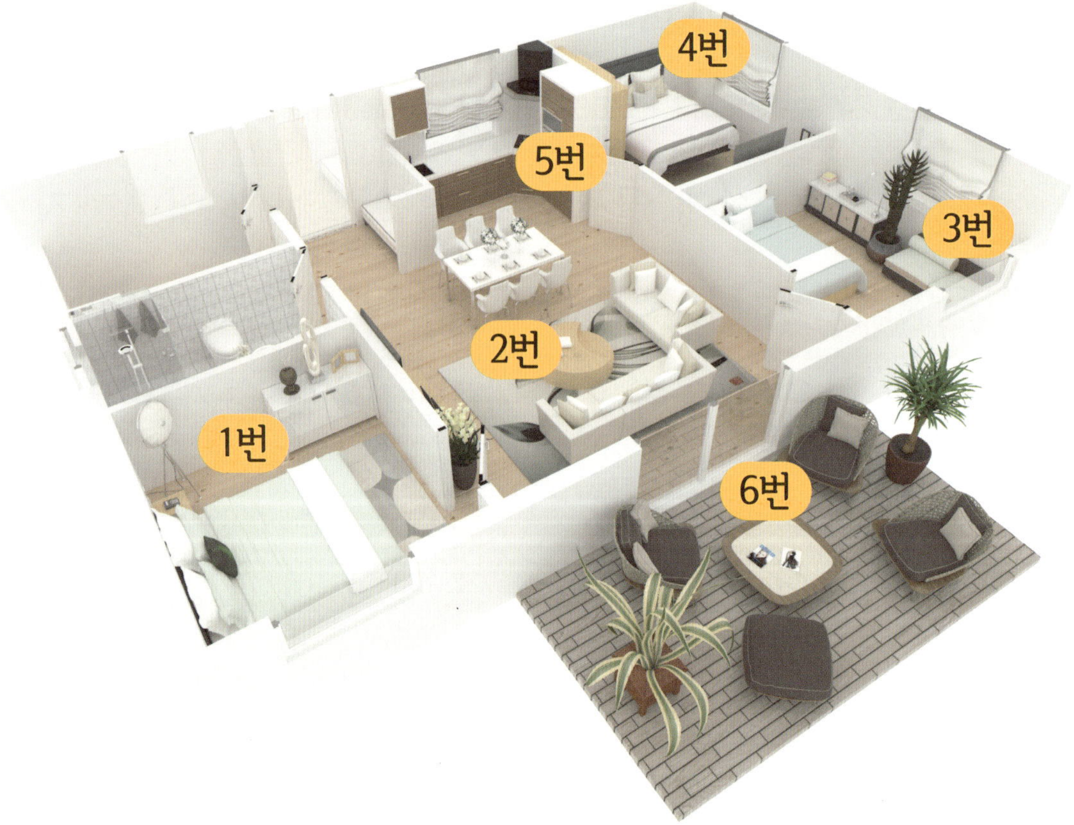

내 방 (　　)	공기청정기 (　　)
막내아들 방 (　　)	가족사진 액자 (　　)
손녀 방 (　　)	전자레인지 (　　)
청소기 (　　)	벽시계 (　　)

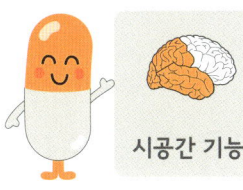

왼쪽 상단에 있는 그림을 좌우, 상하 대칭이 되도록 그려 보세요. 점선이 있는 부분은 점선의 도움을 받아 그리고, 점선이 없는 부분은 혼자 힘으로 그려 보세요.

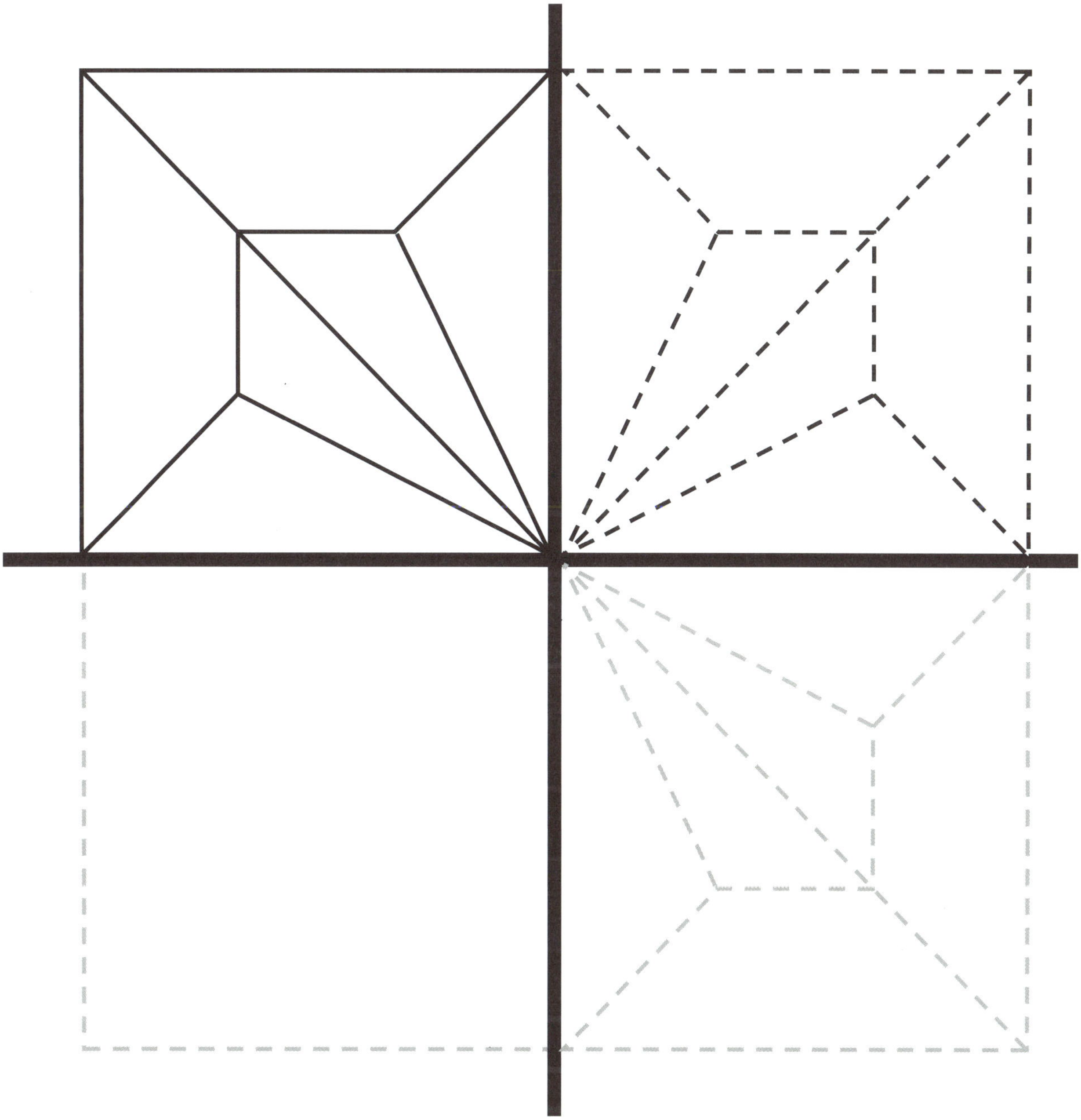

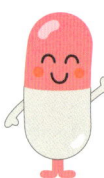 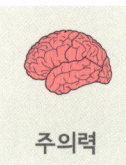

앞 장(104쪽)에서 새로 이사 갈 집에서 가족들이 쓸 방을 정하고 아래 물건들의 위치를 정해 두었습니다. 잘 떠올리면서 알맞은 번호를 적어 보세요.

내 방	( )	공기청정기	( )
막내아들 방	( )	가족사진 액자	( )
손녀 방	( )	전자레인지	( )
청소기	( )	벽시계	( )

29일

날짜: 　　　년　　월　　일　　요일　날씨:

시작 시각: 　　시　　분　　마친 시각: 　　시　　분

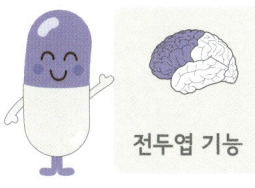

다음 보기 와 같이 양팔저울이 기울어지지 않도록 쿠키와 컵케이크를 올려놓았습니다. 아래 그림에서 더 무거운 쪽에 ○ 표시해 보세요.

보기

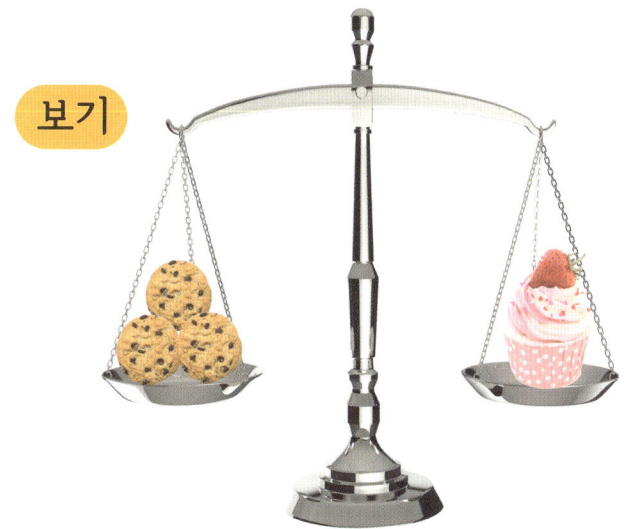

1.

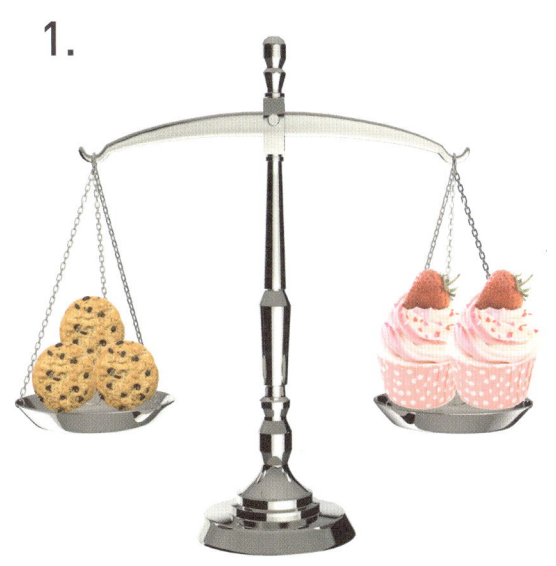

2.

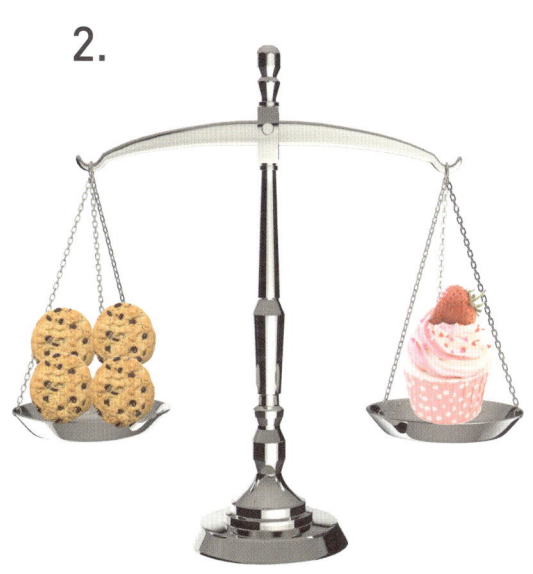

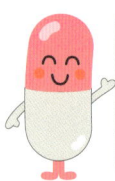 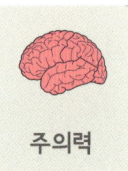

다음 그림에서 색동저고리만 찾아 ○ 표시하고, 모두 몇 개인지 적어 보세요. (   )개

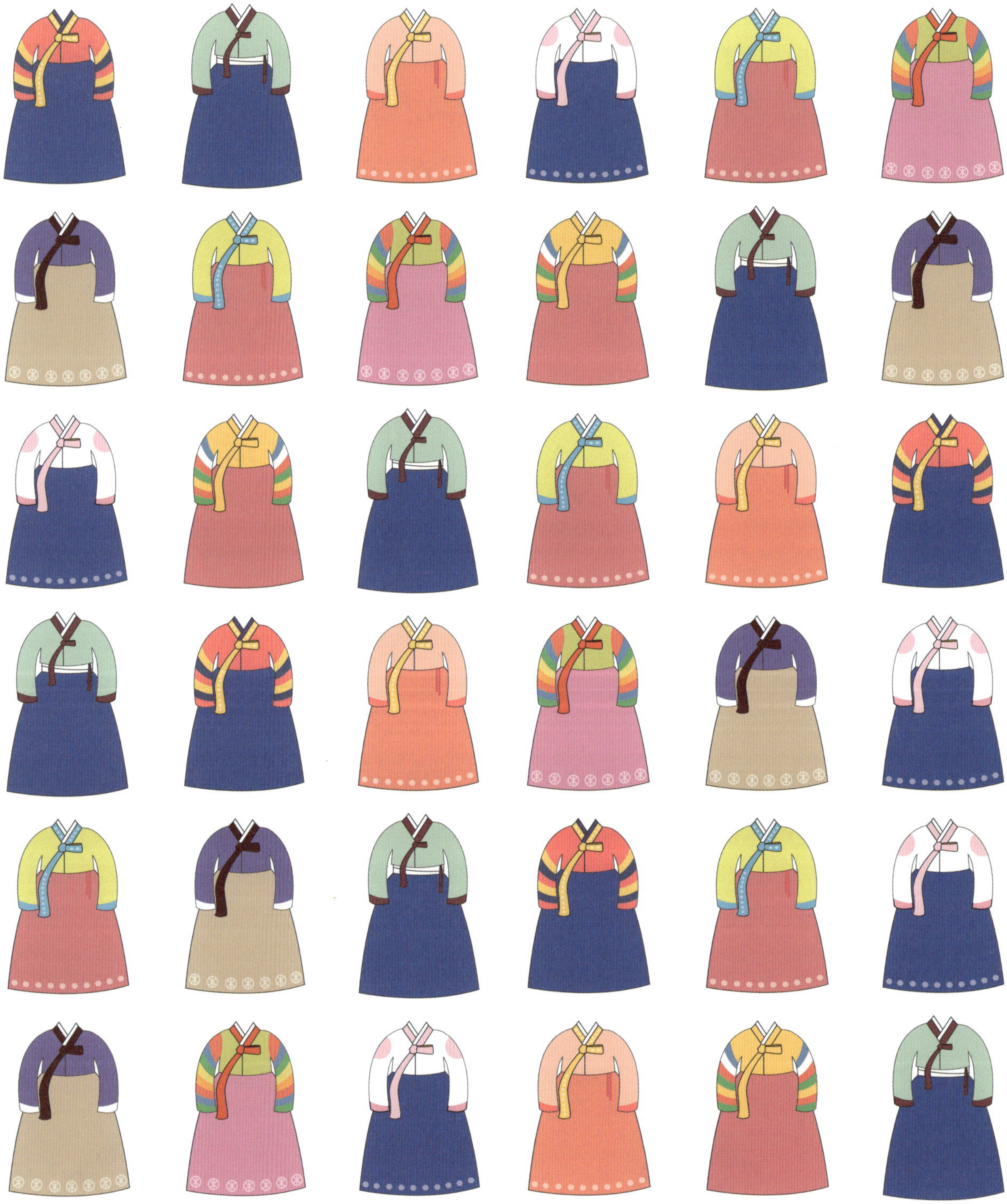

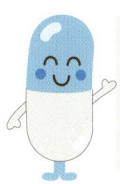 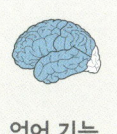

언어 기능

다음 설명을 읽고 해당하는 단어를 보기 에서 찾아 ( )에 적어 보세요.

1. (   )은/는 많은 사람들을 태우고 하늘을 날아 먼 곳까지 날아가요.

2. (   )은/는 더운 날 차가운 바람으로 우리를 시원하게 해 줘요.

3. (   )은/는 주로 빨간색이고, 불이 났을 때 불을 끄는 기구예요.

4. (   )은/는 고기와 여러 가지 나물, 양념장을 넣어 비벼 먹는 밥이에요.

보기

비행기, 소화기, 자전거, 에어컨,
소방서, 김밥, 비빔밥, 기차, 배

30일

날짜: _____ 년 _____ 월 _____ 일 _____ 요일   날씨: _____
시작 시각: _____ 시 _____ 분   마친 시각: _____ 시 _____ 분

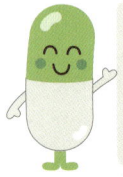 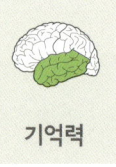 다음은 옷을 만드는 순서입니다. 옷을 만드는 순서를 잘 기억해 두세요.

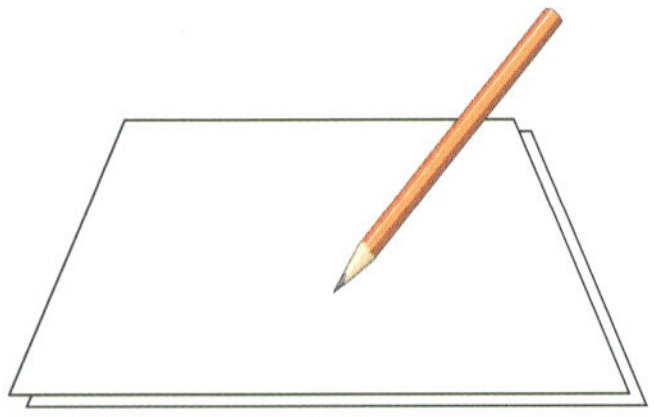

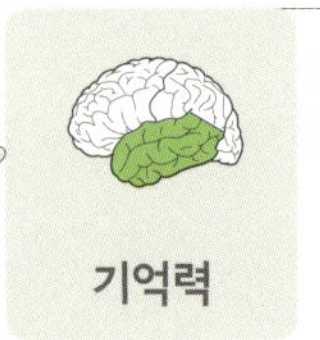

스케치하기 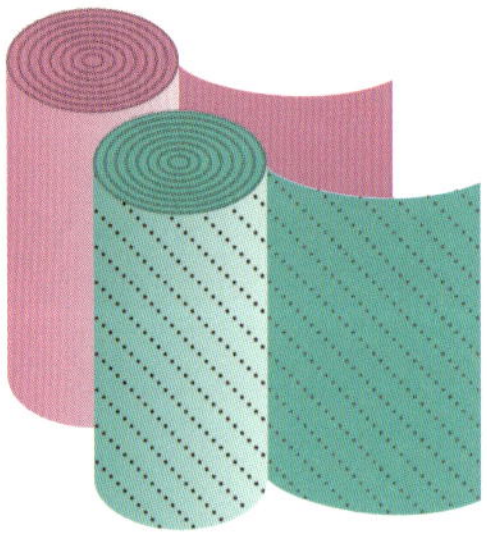 → 옷감 고르기 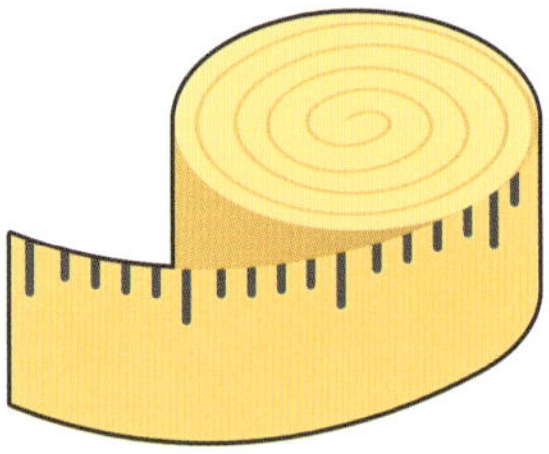 → 치수 재기 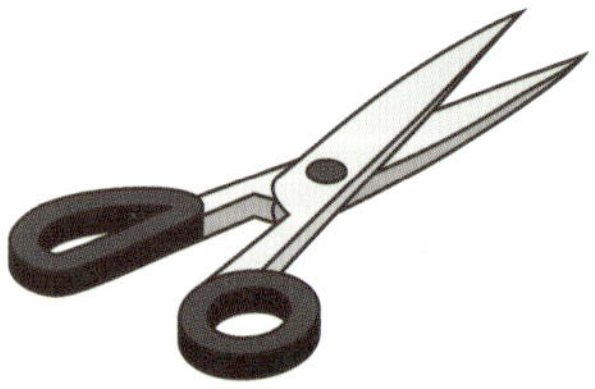 → 재단하기 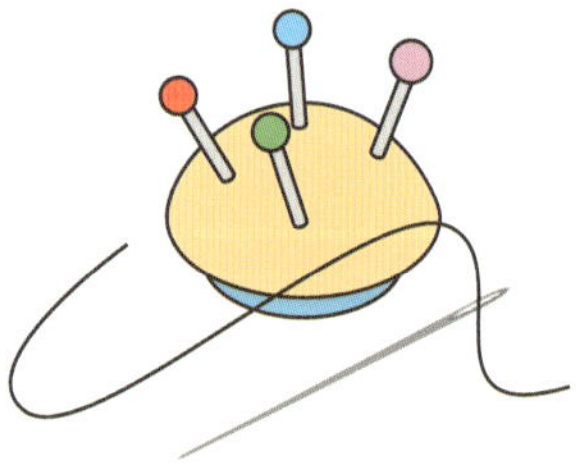 → 바느질하기 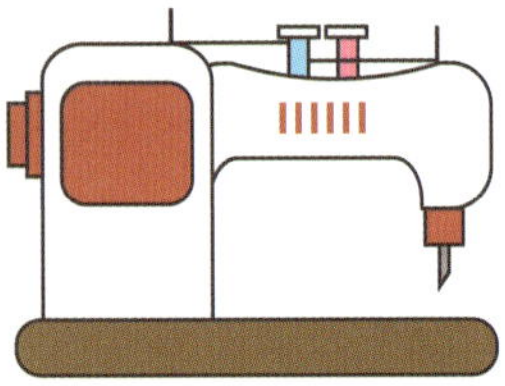 → 박음질하기 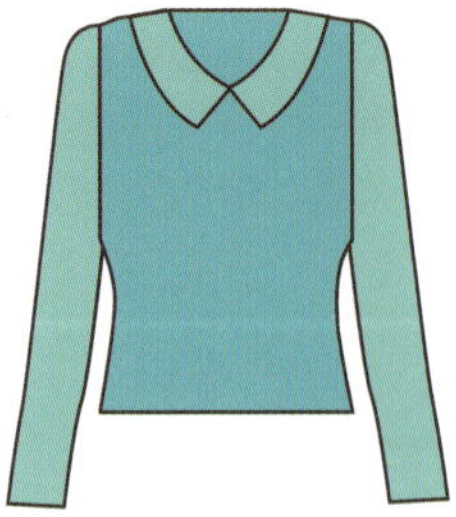 → 완성

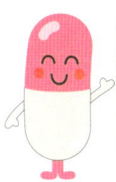 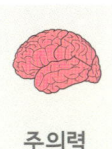

다음 사진에서 손가락 브이를 하고 있는 사람을 모두 찾고, 몇 명인지 적어 보세요.

(   ) 명

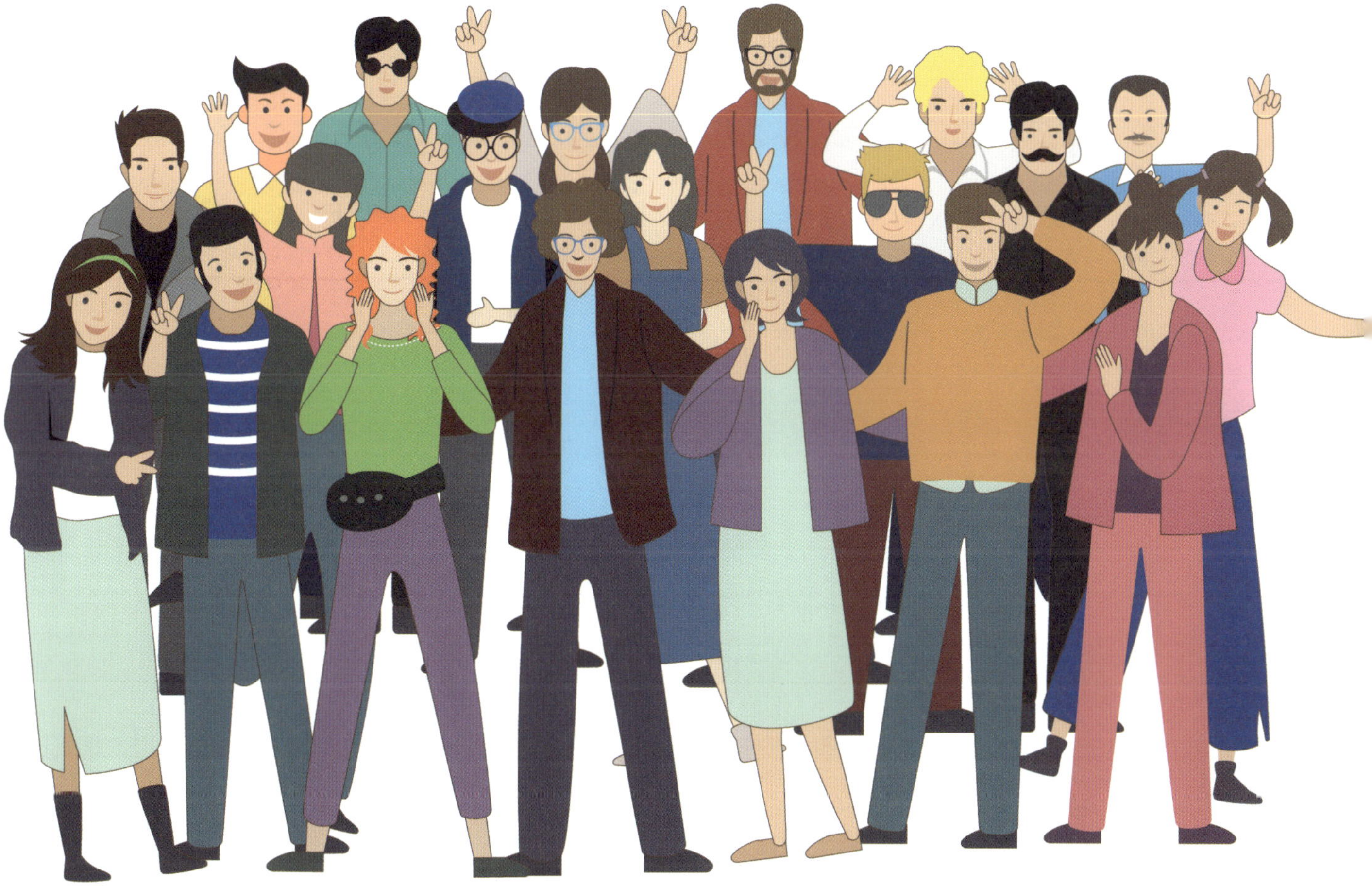

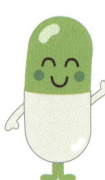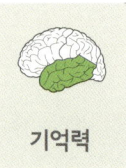
기억력

앞 장(110쪽)에서 기억한 옷 만드는 순서를 잘 떠올리면서, 빈칸에 들어갈 그림을 보기 에서 찾아 번호를 적어 보세요.

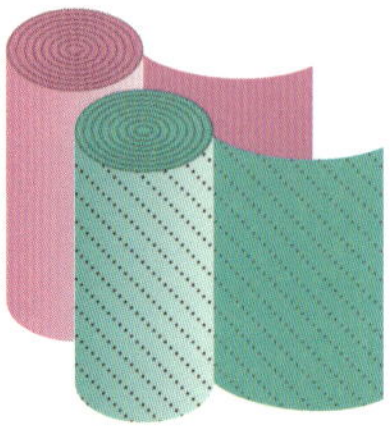

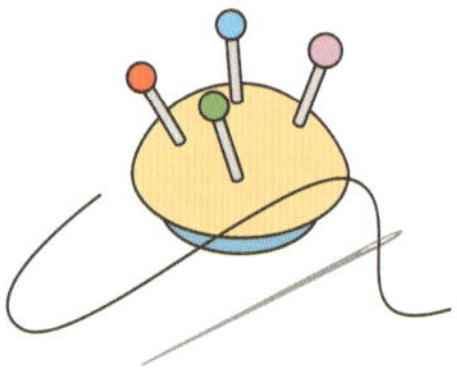

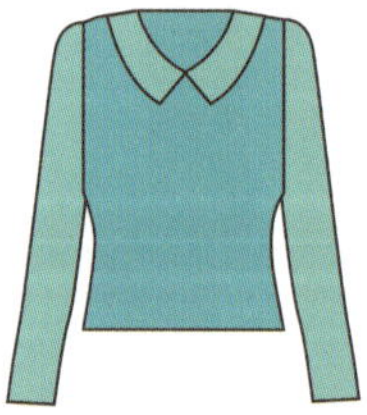

보기 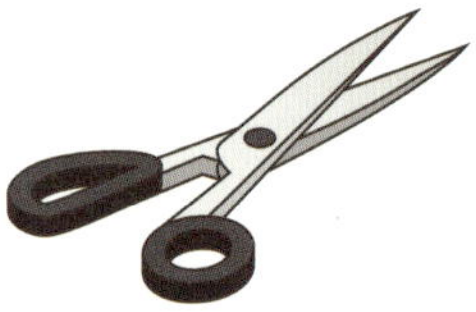
① 가위 ② 종이와 연필 ③ 줄자 ④ 재봉틀

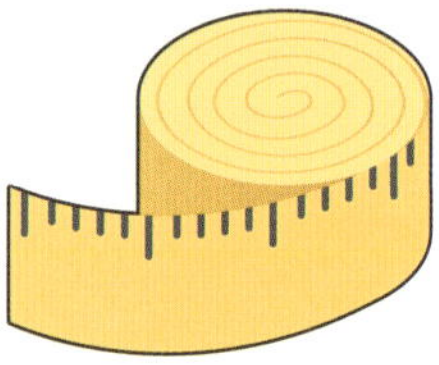

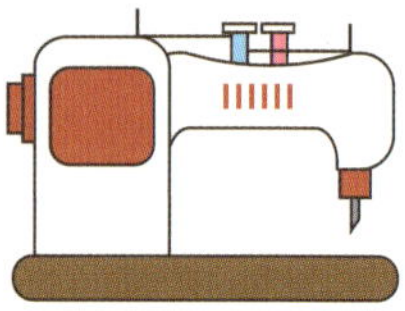

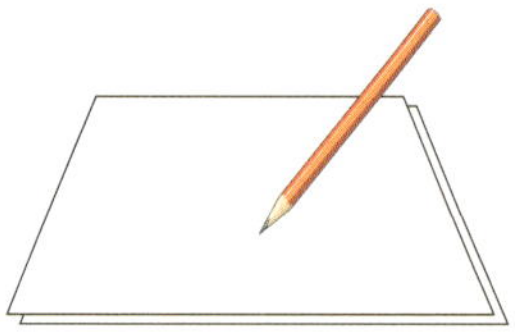

매일매일 뇌의 근력을 키우는 치매 예방 문제집

365 Brain Fitness
365 브레인 피트니스

정 답

09

1일

날짜: ___년 ___월 ___일 ___요일   날씨: ___
시작 시각: ___시 ___분   마친 시각: ___시 ___분

다음의 규칙 대로 출발에서 도착까지 선으로 연결해 보세요. (주의력)

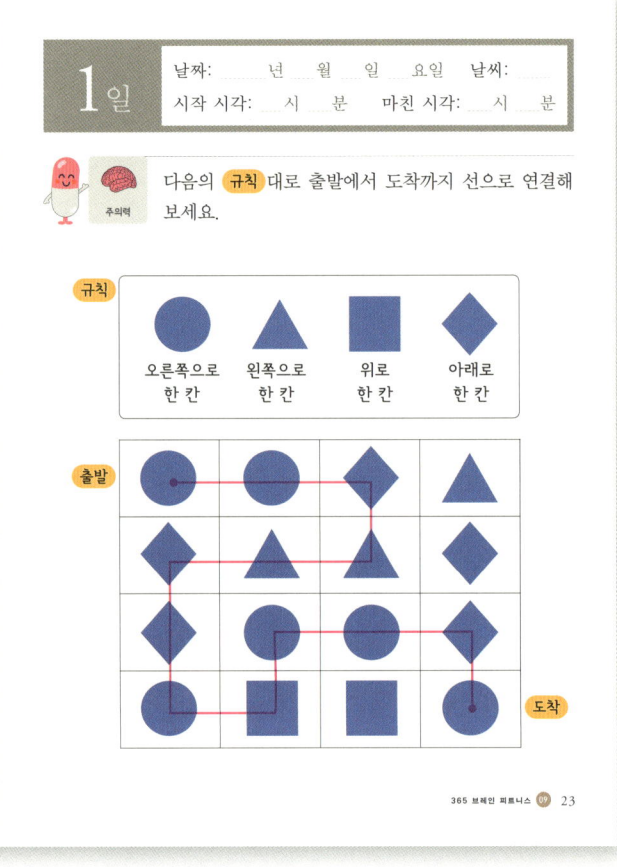

종이컵 쌓기 놀이를 하려고 합니다. 보기를 참고하여 만약 5층으로 쌓아 올리기를 한다면 총 몇 개의 종이컵이 필요할까요? ( )에 개수를 적고 빈칸에 그림도 그려 보세요. (전두엽 기능)

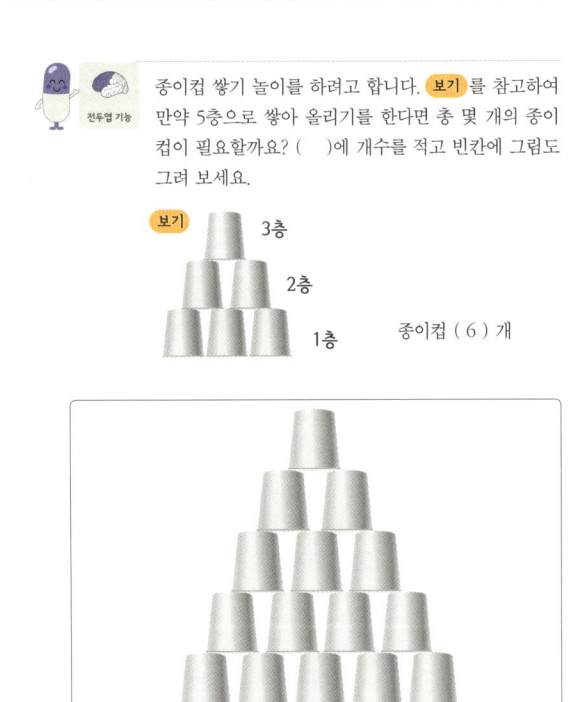

종이컵 (**15**) 개

다음 보기의 채소와 과일을 아래 표에서 찾아 가로 또는 세로로 ○표시해 보세요. (언어 기능)

보기: 옥수수, 고구마, 완두콩, 청포도, 파프리카

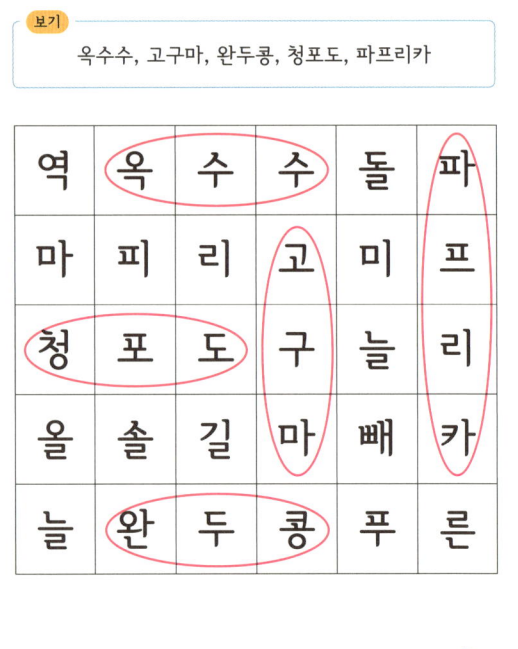

2일

날짜: 　 년 　 월 　 일 　 요일 　 날씨:
시작 시각: 　 시 　 분 　 마친 시각: 　 시 　 분

다음은 우리 몸의 뼈에 대한 위치와 명칭입니다. 점선을 따라 뼈 이름을 써 보면서 잘 기억해 두세요.

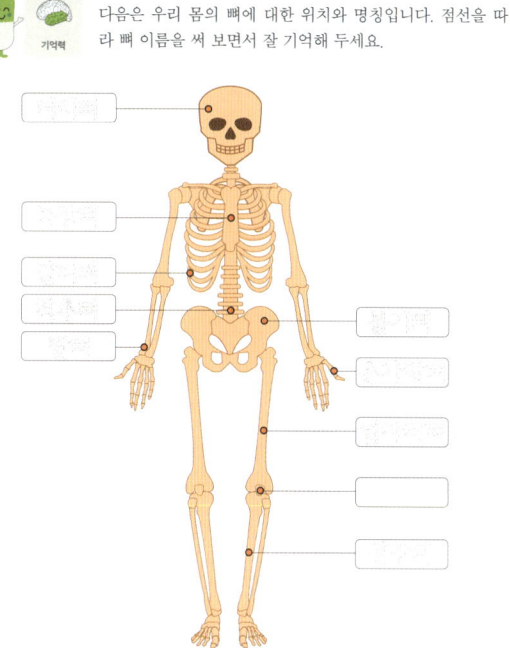

다음 물놀이하는 아이들 중 왼쪽을 보고 있는 아이는 ○, 오른쪽을 보고 있는 아이는 △, 정면을 보고 있는 아이는 □ 표시해 보세요.

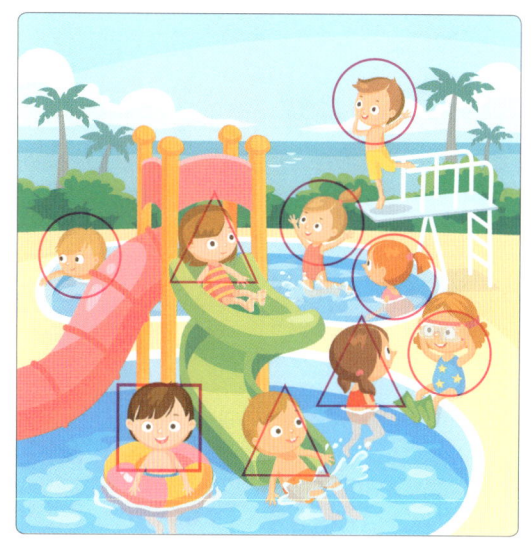

앞 장(26쪽)에서 외었던 뼈 이름을 떠올리며, 네모 칸에 적어 보세요.

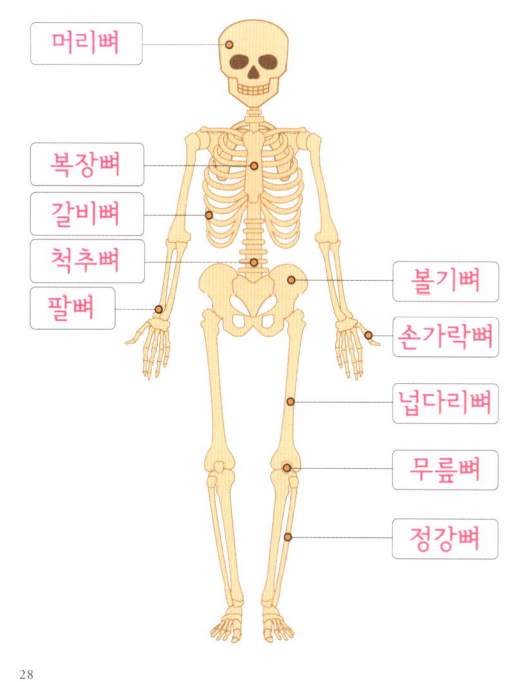

- 머리뼈
- 복장뼈
- 갈비뼈
- 척추뼈
- 팔뼈
- 볼기뼈
- 손가락뼈
- 넙다리뼈
- 무릎뼈
- 정강뼈

3일

날짜: 　 년 　 월 　 일 　 요일 　 날씨:
시작 시각: 　 시 　 분 　 마친 시각: 　 시 　 분

다음 그림에서 작은 삼각형 ▲을 모두 찾아 ○ 표시하고 개수도 적어 보세요.

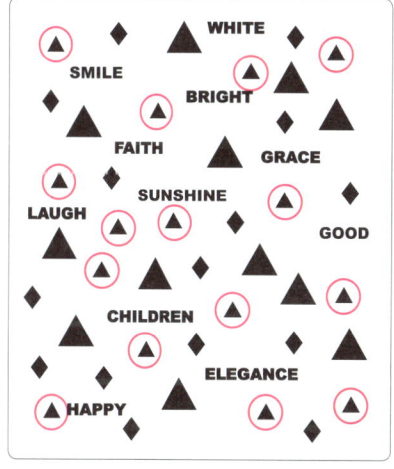

(15)개

다음 사물 중 연관성이 가장 적은 하나를 골라 ○표 시하세요.

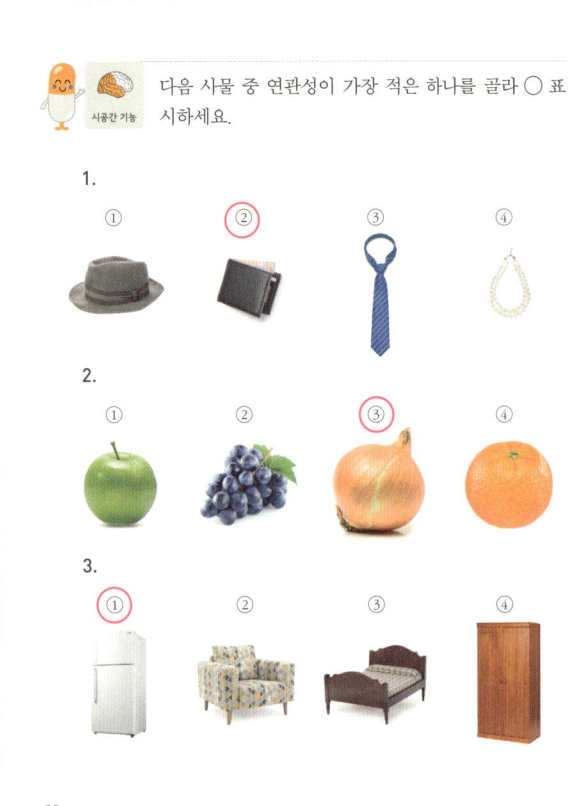

다음 꽃잎을 잘 보면 꽃잎의 색깔이 일정한 규칙에 따라서 변하고 있어요. 마지막 꽃에 알맞은 꽃잎 색깔 번호를 적어 보세요.

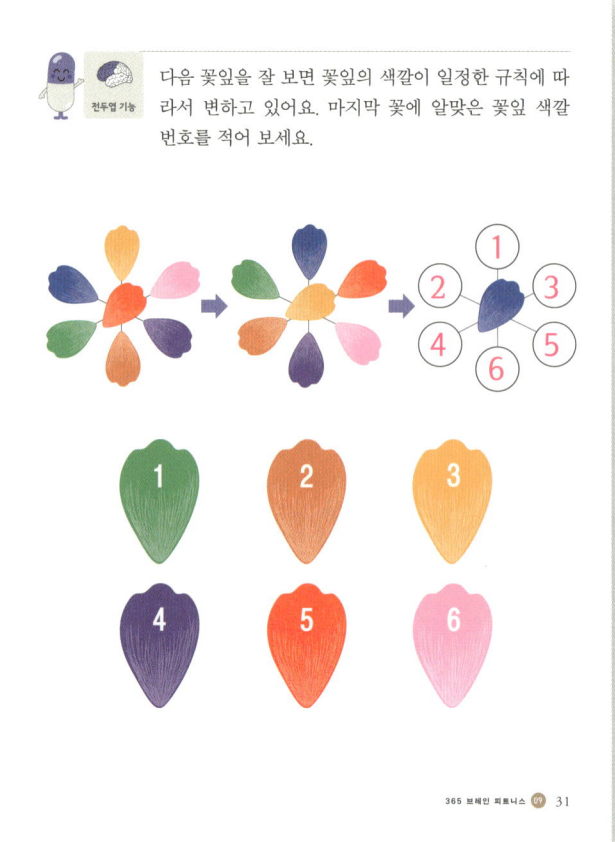

4일

날짜: 년 월 일 요일 날씨:
시작 시각: 시 분 마친 시각: 시 분

아래 왼쪽 그림은 개업 간판에 들어갈 그림입니다. 각 그림과 업체를 짝지어서 잘 기억해 두세요.

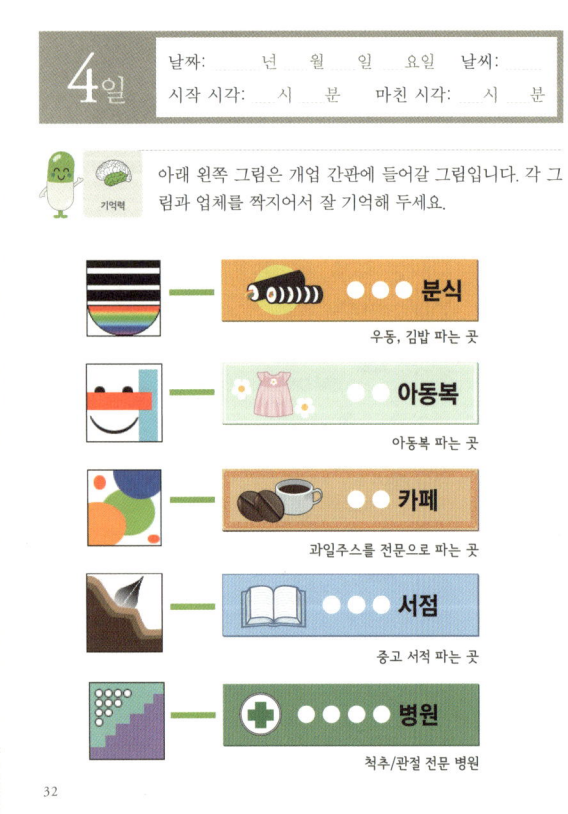

다음 보기 에 제시된 자음과 모음을 활용하여 만들 수 있는 단어를 빈칸에 적어 보세요.

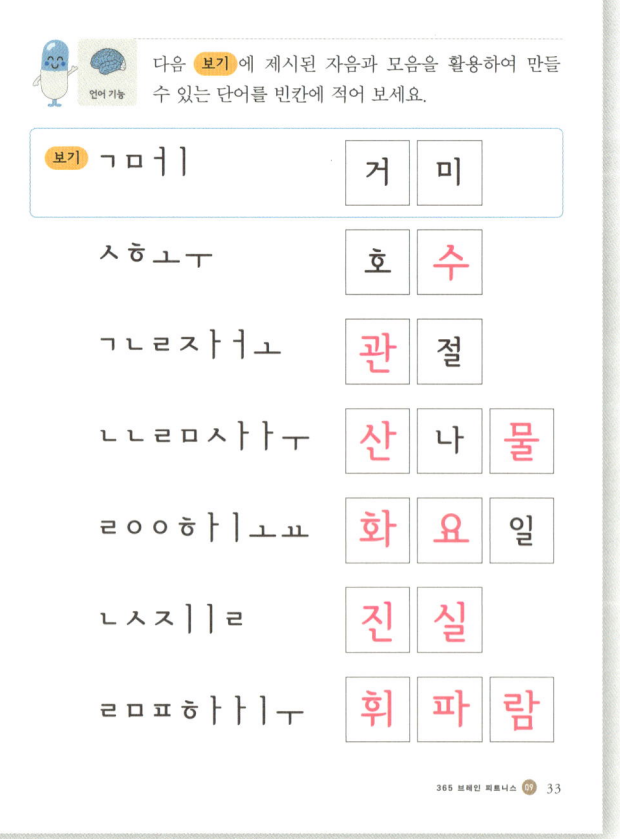

앞 장(32쪽)에서 외웠던 그림을 떠올리며 각 간판에 해당하는 알맞은 그림을 연결해 보세요.

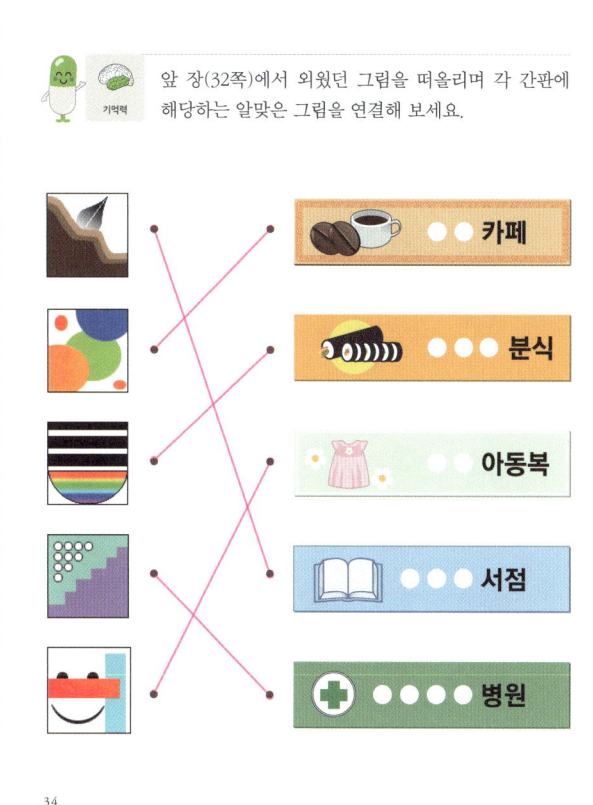

5일

다음은 볼링 게임 중에 쓰러뜨리지 못하고 남겨진 핀들입니다. 그렇다면 쓰러뜨린 볼링핀은 몇 개일까요?

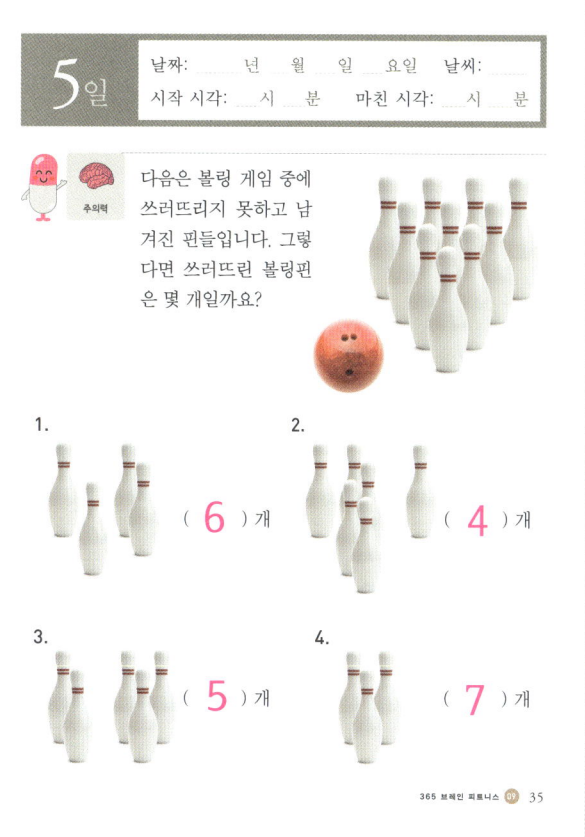

1. (6)개
2. (4)개
3. (5)개
4. (7)개

다음 빈칸에 들어갈 말을 보기 에서 찾아 낱말 퍼즐을 완성해 보세요.

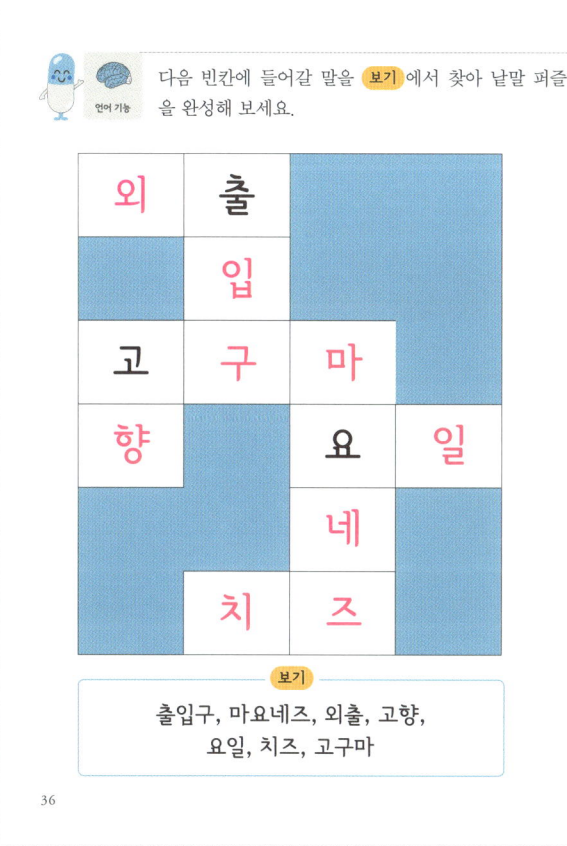

보기: 출입구, 마요네즈, 외출, 고향, 요일, 치즈, 고구마

보기 와 같이 왼쪽에 있는 그림이 거울에 비춰진 모습을 오른쪽에 그려 보세요.

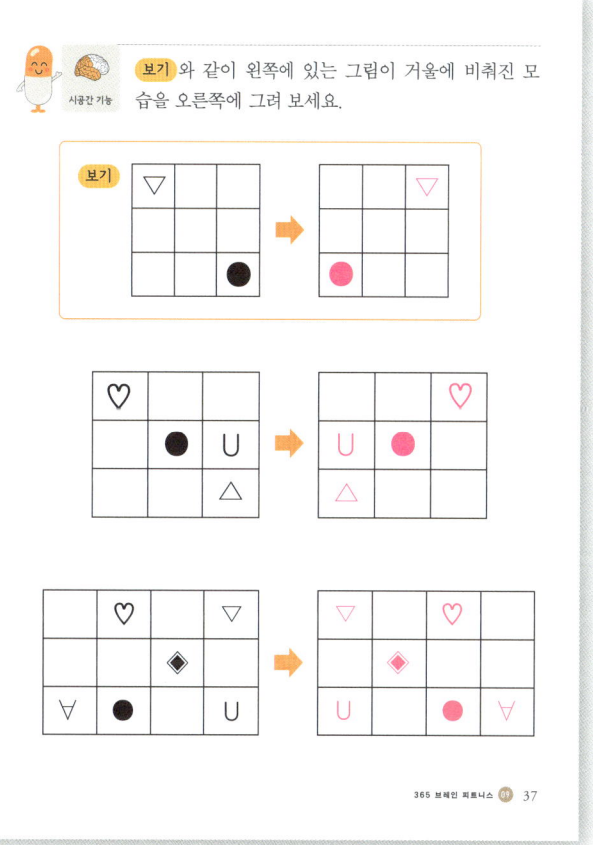

6일

날짜: 년   월   일   요일   날씨:
시작 시각: 시   분   마친 시각: 시   분

다음 보기 의 단어들을 아래의 세 범주로 구분해서 적어 보세요. 그리고 범주로 묶은 단어들을 잘 기억해 두세요.

보기
냉장고, 깍두기, 지우개, 색연필, 밥솥, 겉절이, 붓, 동치미, 세탁기, 열무김치, 종이, 전자레인지

가전제품	필기도구	김치
냉장고	지우개	깍두기
밥솥	색연필	겉절이
세탁기	붓	동치미
전자레인지	종이	열무김치

다음 보기 와 같이 그림 두 개가 나란히 놓여 있는 곳을 모두 찾아 ○ 표시해 보세요.

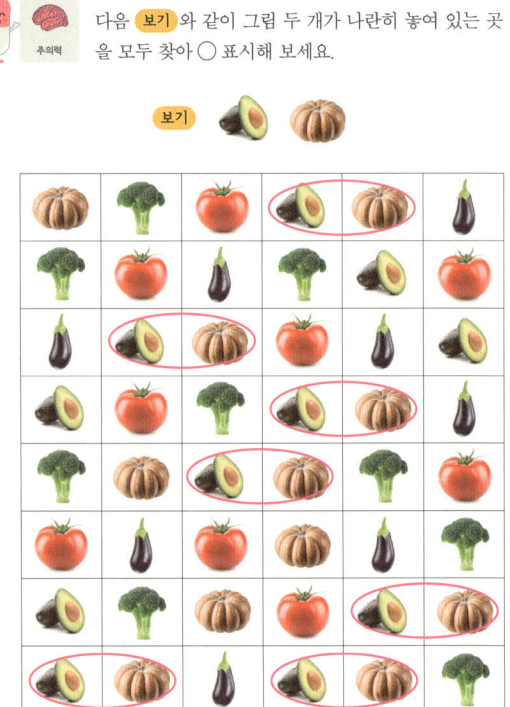

앞 장(38쪽)에서 범주로 묶어 외웠던 단어면 ○, 아니면 ✕ 표시해 보세요.

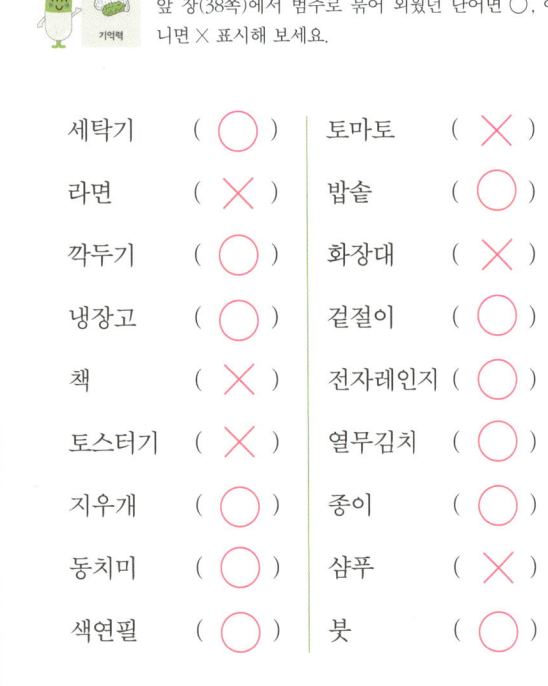

7일

날짜: 년   월   일   요일   날씨:
시작 시각: 시   분   마친 시각: 시   분

다음 그림의 이름을 가로로 적어 보세요.

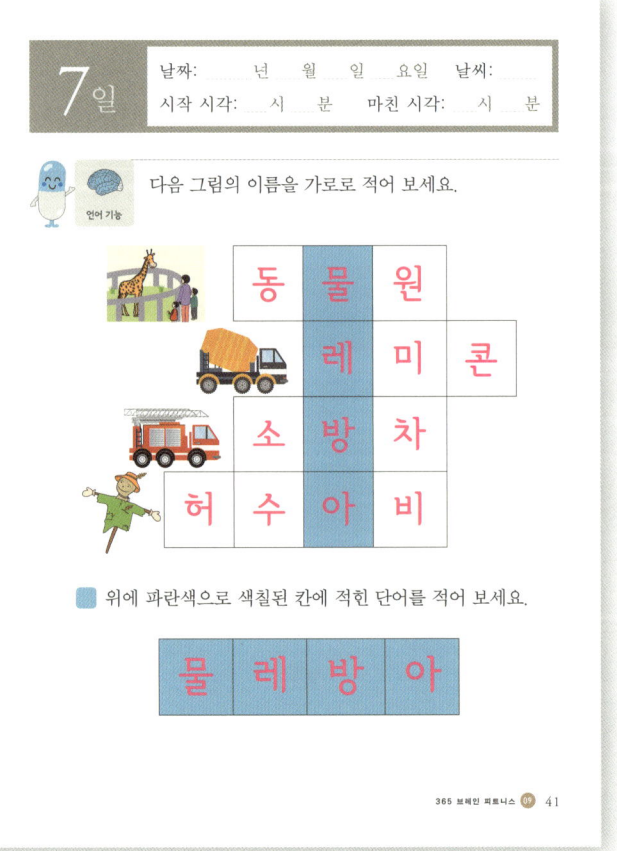

■ 위에 파란색으로 색칠된 칸에 적힌 단어를 적어 보세요.

물 레 방 아

다음은 가족 모임의 한 장면입니다. 그림에서 위험해 보이는 곳에 ○ 표시하고 빈칸에 이유를 적어 보세요.

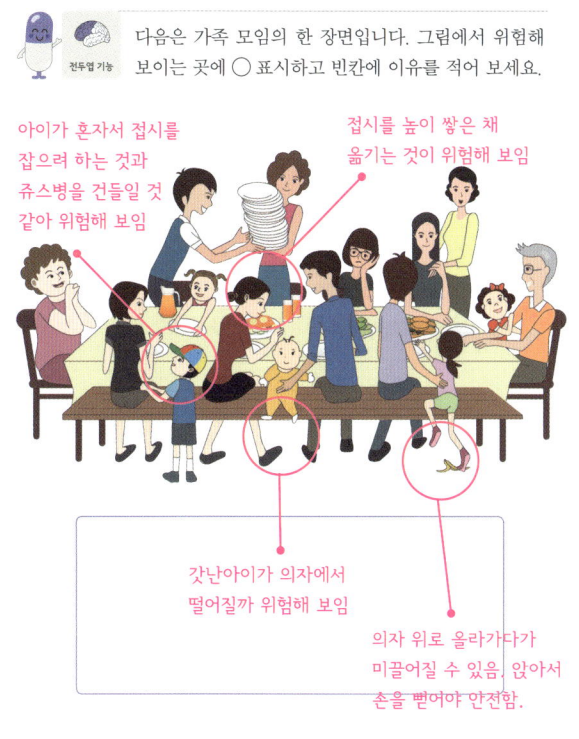

다음 그림에서 숨겨져 있는 동물이 무엇인지 적어 보세요.

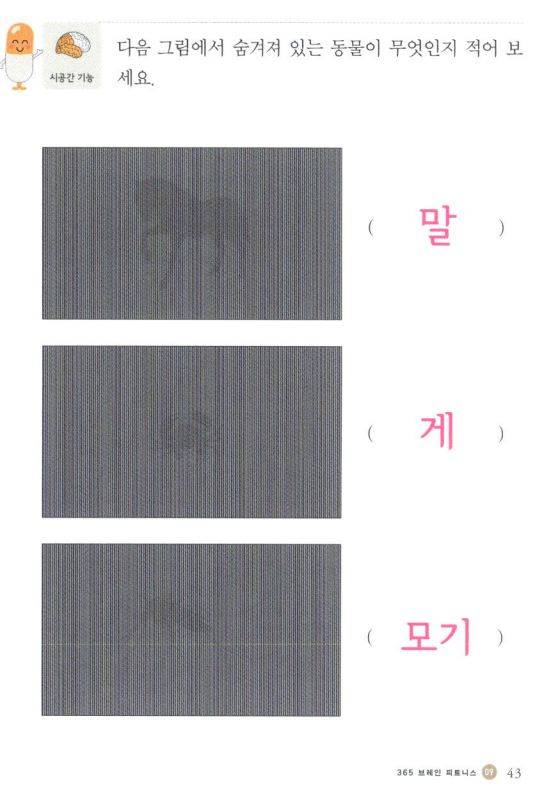

(말)

(게)

(모기)

8일

날짜:　　년　월　일　요일　날씨:
시작 시각:　시　분　마친 시각:　시　분

다음 글 속의 약속들을 잘 기억해 두세요. 그리고 아래의 질문들에 답해 보세요.

이번 주 토요일은 손주 성민이의 생일입니다. 성민이는 자신의 생일 선물로 전갈 장난감을 갖고 싶다고 이전부터 얘기했습니다. 이번 주 금요일에는 친구들과 약속이 있어서 내일 꼭 선물을 사러 가야 합니다. 성민이 생일은 가족 모임으로 저녁 7시에 서울백화점 11층 경성 식당에서 만나기로 했습니다.

일	월	화	수	목	금	토
11/10	11/11	11/12	11/13	11/14	11/15	11/16

1. 오늘은 무슨 요일인가요?　　　　　(수요일)
2. 선물을 사러 가야 하는 날은 며칠인가요? (11/14)
3. 성민이가 갖고 싶은 장난감은 무엇인가요? (전갈 장난감)
4. 성민이의 생일날 가족 모임 장소는 어디인가요?
　　　　　　　(서울백화점 11층 경성식당)

다음 탈것들의 바퀴 개수를 모두 더해 (　)에 적어 보세요.

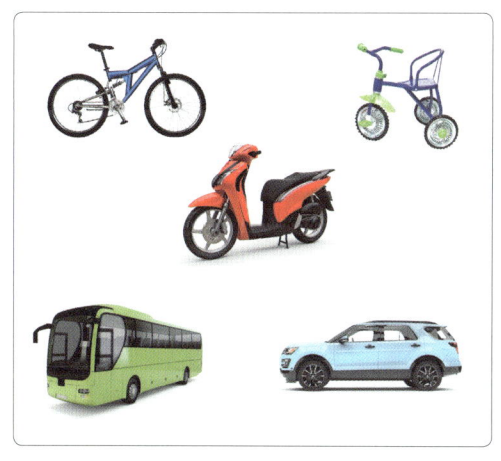

(15)개

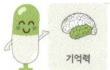 앞 장(44쪽)에서 외웠던 약속을 떠올리면서, 아래의 질문에 답해 보세요.

1. 중요한 약속은 무엇인가요?
   ① 서준이 돌잔치   ②⃝ 성민이 생일
   ③ 주하 입학식   ④ 서희 생일

2. 오늘은 며칠인가요?
   ①⃝ 11/13   ② 11/14   ③ 11/15   ④ 11/16

3. 생일 모임 약속은 며칠인가요?
   ① 11/13   ② 11/14   ③ 11/15   ④⃝ 11/16

4. 선물로 무엇을 사려고 하나요?
   ① 애벌레   ② 공룡   ③⃝ 전갈   ④ 호랑이

5. 가족 모임 장소는 어디인가요?
   ① 서울백화점 10층   ② 한국백화점 11층
   ③⃝ 서울백화점 11층   ④ 한국백화점 12층

9일

날짜: ___년 ___월 ___일 ___요일 날씨: ___
시작 시각: ___시 ___분   마친 시각: ___시 ___분

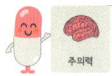 다음 교통 표지판 중에서 한 번만 나오는 것을 모두 골라 ◯ 표시해 보세요.

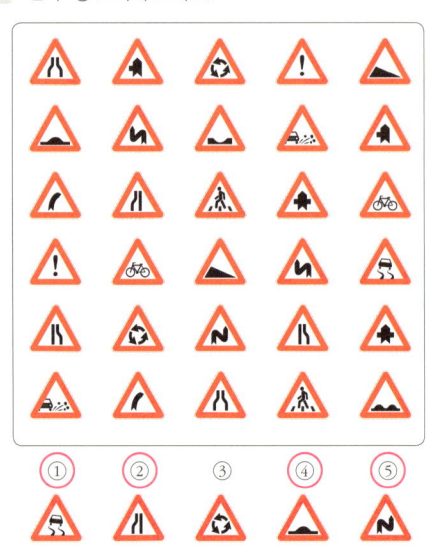

 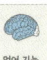 다음 설명을 잘 읽고 빈칸에 알맞은 단어를 적어 보세요.

바다	지구 위에서 육지를 제외한 부분으로 짠물이 괴어 하나로 이어진 넓고 큰 부분. 지구 표면적의 약 70.8%를 차지하는데, 이는 육지 면적의 2.43배이다.
추수	가을에 익은 곡식을 거두어들임.
가방	물건을 넣어 들거나 메고 다닐 수 있게 만든 용구. 가죽이나 천, 비닐 따위로 만든다.
날개	1. 새나 곤충의 몸 양쪽에 붙어서 날아다니는 데 쓰는 기관. 2. 공중에 잘 뜨게 하기 위하여 비행기의 양쪽 옆에 단 부분. 3. 선풍기 따위와 같이 바람을 일으키는 물건의 몸통에 달려 바람을 일으키도록 만들어 놓은 부분.
삼촌	아버지의 형제를 이르거나 부르는 말. 특히 결혼하지 않은 남자 형제를 이르거나 부른다.

다음 보기 와 같이 2개의 점을 다양하게 연결해 보세요.

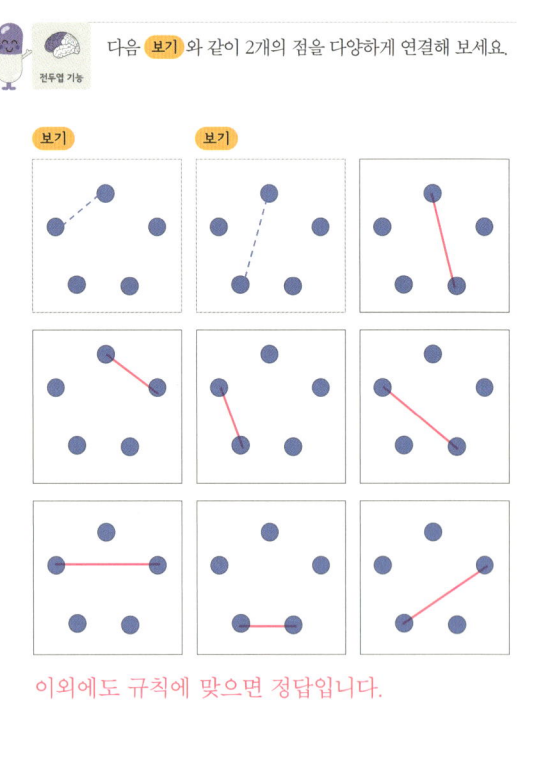

이외에도 규칙에 맞으면 정답입니다.

10일

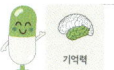

다음은 틀리기 쉬운 우리말 맞춤법입니다. 옳은 표현을 2번씩 적으면서, 잘 기억해 두세요.

닭계장	닭개장	뇌졸중	뇌졸증
×	○	○	×
닭개장	닭개장	뇌졸중	뇌졸중

경쟁율	경쟁률	건더기	건데기
×	○	○	×
경쟁률	경쟁률	건더기	건더기

다음 얼굴 표정을 보고 어떤 기분 상태인지 보기 에서 찾아 알맞게 적어 보세요.

보기
슬픔 기쁨 놀람 화남

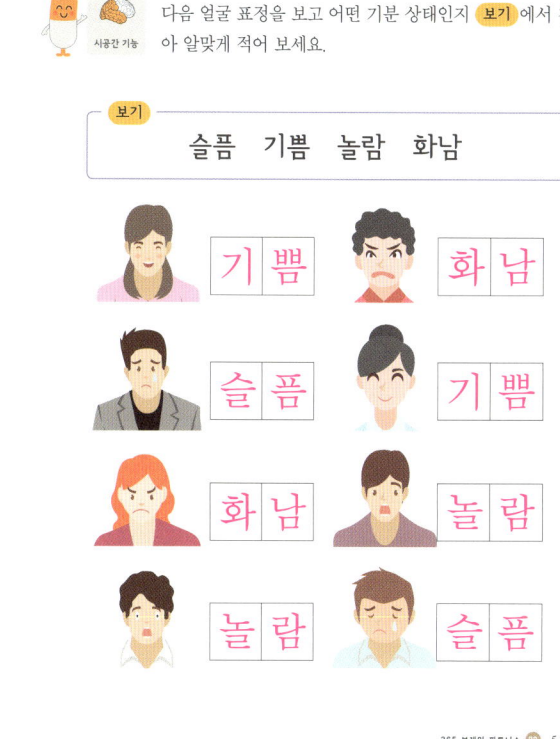

11일

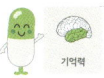

앞 장(50쪽)에서 틀리기 쉬운 우리말 맞춤법에 대하여 공부했습니다. 다음 중 올바른 단어에 ○ 표시해 보세요.

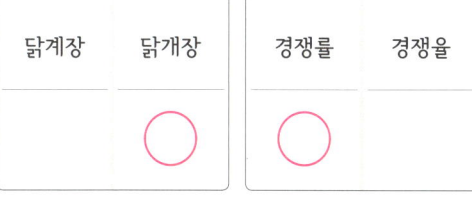

다음 민영과 희진의 대화를 읽고 밑줄에 들어갈 적절한 문장을 골라 보세요.

희진: 민영아, 오늘 1시 30분에 을지로 3가 전철역 1번 출구 앞 A 커피숍에서 만나는 거 알지?
민영: 어머! 희진아, 내가 오늘 중요한 다른 약속이 있었는데 너랑 약속을 잡아 버렸네. 미안해. 혹시 내일 만날 수 있겠니?
희진: 그랬구나. 미리 이야기해 줬으면 좋았을 텐데…….
나 지금 준비 다 하고 나가려던 참이었거든.
민영: _____

① 희진아, 그러게 왜 이렇게 일찍 준비했어.
 희진아, 정말 미안해. 내가 요즘 이렇게 정신이 없네. 내일 내가 밥 살게.
③ 희진아, 어제 그럼 나한테 미리 좀 연락해 주지 그랬니?
④ 희진아, 너 시간도 많은 것 같은데 나 다른 약속 모임 끝날 때까지 기다리고 있을래?

다음은 여러 물건이 겹쳐져 있습니다. 그림에 없는 물건에 X 표시해 보세요.

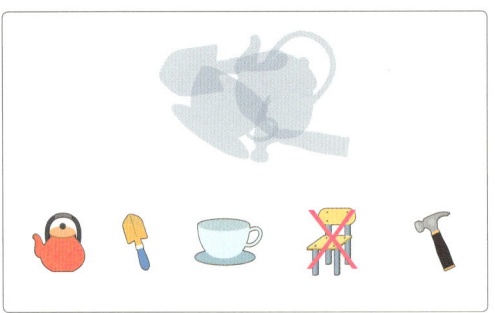

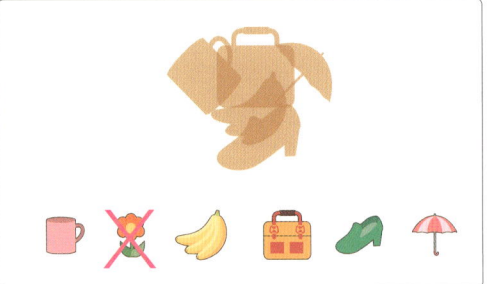

 다음 네모 상자 안에 있는 동전을 이용하여 문제를 풀어 보세요.

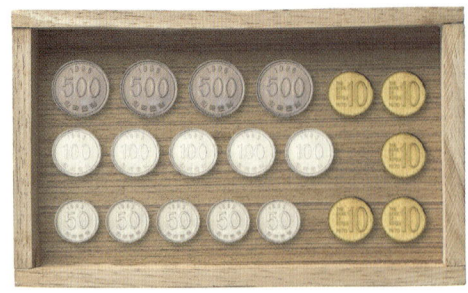

1. 동전 4개를 이용하여 1,600원을 만들려면, 어떤 동전이 각각 몇 개씩 필요한지 적어 보세요.
(**500원 3개, 100원 1개**)

2. 동전 10개를 이용하여 1,790원을 만들려면, 어떤 동전이 각각 몇 개씩 필요한지 적어 보세요.
(**500원 3개, 100원 2개, 50원 1개, 10원 4개**)

12일

날짜:	년 월 일 요일	날씨:
시작 시각:	시 분	마친 시각: 시 분

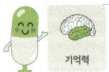 이기호 할아버지는 시간 날 때마다 손주들에게 책을 읽어 줍니다. 최근에는 명작 동화를 꾸준히 읽어 줍니다. 다음 표는 지난주에 손주들과 읽은 독서 목록입니다. 언제 어떤 책을 읽었는지 잘 기억해 두세요.

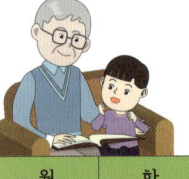

월	화	수	목	금
*잭과 콩나무 *엄지공주	*피노키오 *장화 신은 고양이	할아버지 동창 모임으로 책을 읽지 못하였음	*신데렐라 *개구리 왕자	*헨젤과 그레텔 *백설공주

다음 계산 문제를 풀어 보세요.

```
  33         7        14
+  8      + 26      + 94
----      ----     -----
  41        33       108

  34        95        84
+ 34      +  4      + 65
----      ----     -----
  68        99       149

  29        64        62
-  9      -  8      -  9
----      ----     -----
  20        56        53

  86        74        52
-  6      -  5      -  8
----      ----     -----
  80        69        44
```

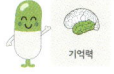
앞 장(56쪽)에서 이기호 할아버지가 손주들과 평일에 읽은 독서 목록을 잘 떠올리면서 다음 문제를 풀어 보세요.

1. 화요일에 읽은 책으로 맞는 것은?
   ① 엄지공주 ② 백설공주 ③ 피노키오 ④ 신데렐라

2. 헨젤과 그레텔은 무슨 요일에 읽었나요?
   ① 월요일 ② 수요일 ③ 목요일 ④ 금요일

3. 월요일에 읽은 책으로 맞는 것은?
   ① 잭과 콩나무-헨젤과 그레텔
   ② 엄지공주-피노키오
   ③ 백설공주-잭과 콩나무
   ④ 잭과 콩나무-엄지공주

4. 무슨 이유로 할아버지는 수요일에 책을 읽어 주지 못했나요? (동창 모임 때문에)

13일

날짜: 년   월   일   요일   날씨:
시작 시각: 시   분   마친 시각: 시   분

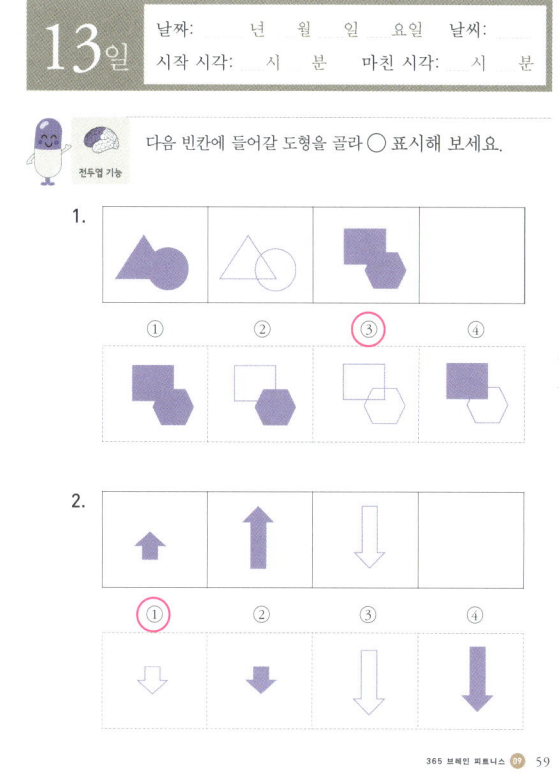

다음 빈칸에 들어갈 도형을 골라 ○ 표시해 보세요.

1.
2.

다음에 제시된 모음을 순서대로 활용하여 단어를 만들어 보세요.

모음	단어
ㅏ ㅣ	아이, 가지, 아기, 사기, 나비
ㅕ ㅏ	겨자, 여자, 여가, 여사, 여아
ㅗ ㅣ	고기, 오이, 오리, 소리, 모기
ㅜ ㅠ	우유, 수유, 부유, 두유, 주유
ㅜ ㅣ	우리, 구리, 구이 수리, 무리

다음 온도계 눈금과 일치하는 숫자를 이어 보세요.

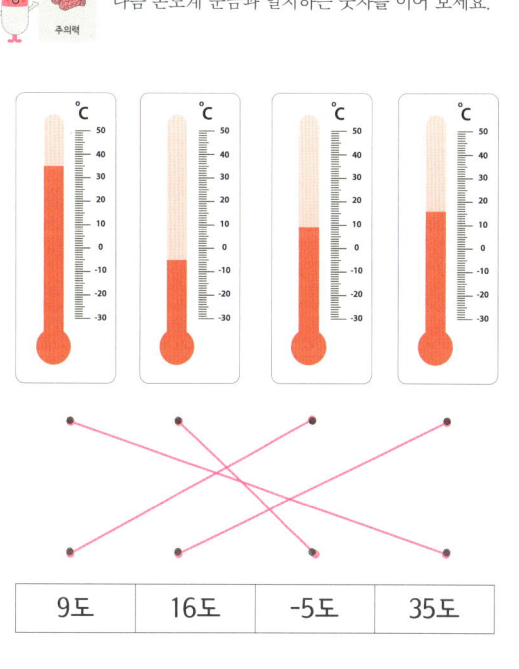

14일

날짜: 　년　월　일　요일　날씨:
시작 시각:　시　분　마친 시각:　시　분

올여름에는 해변으로 여행을 가려고 합니다. 다음의 여행 가방들 중 적합한 것을 선택하여 ○ 표시해 보세요. 그리고 가방 속 내용물과 위치를 잘 기억해 두세요.

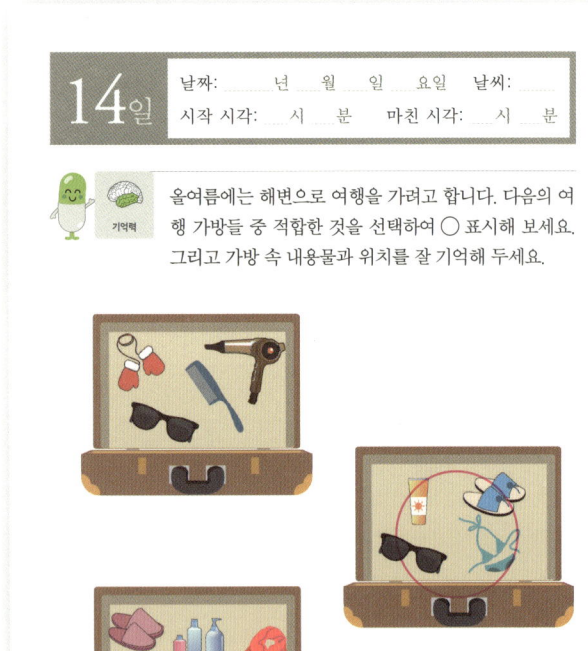

다음 보기를 참고하여 겹쳐진 숫자를 모두 적어 보세요.

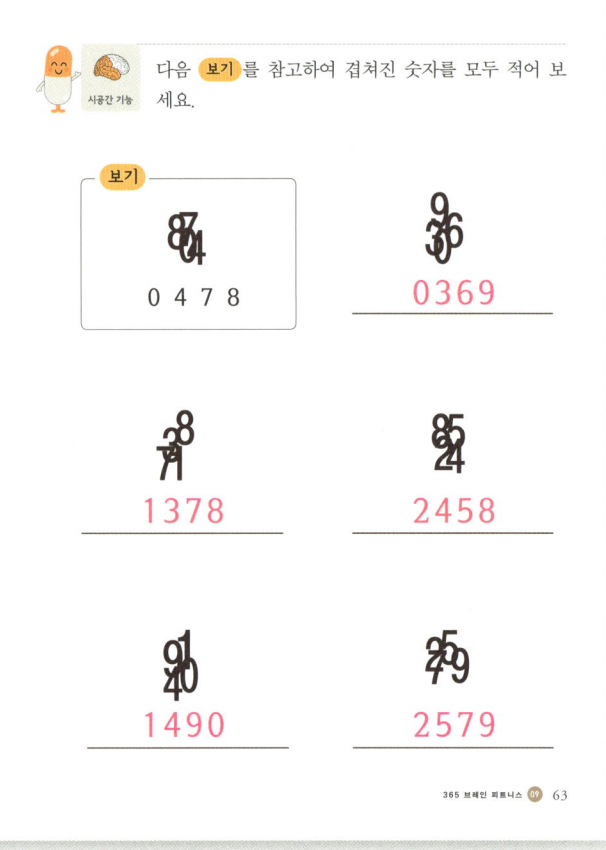

앞 장(62쪽)에서 보았던 여행 가방을 떠올려 보세요. 그리고 보기에서 선택한 가방에 있었던 물건에 모두 ○ 표시해 보세요.

앞 장(62쪽)에서 선택한 가방을 잘 기억하여 어떤 물건이 어느 위치에 있었는지 적어 보세요.

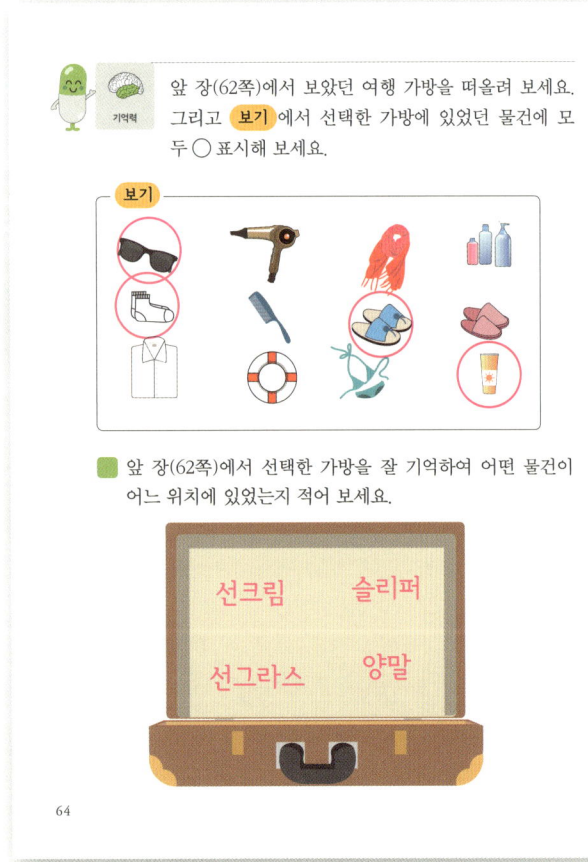

15일

날짜: 　년　월　일　요일　날씨:
시작 시각:　시　분　마친 시각:　시　분

다음 그림을 보고 빈칸에 해당하는 도형의 개수를 적어 보세요.

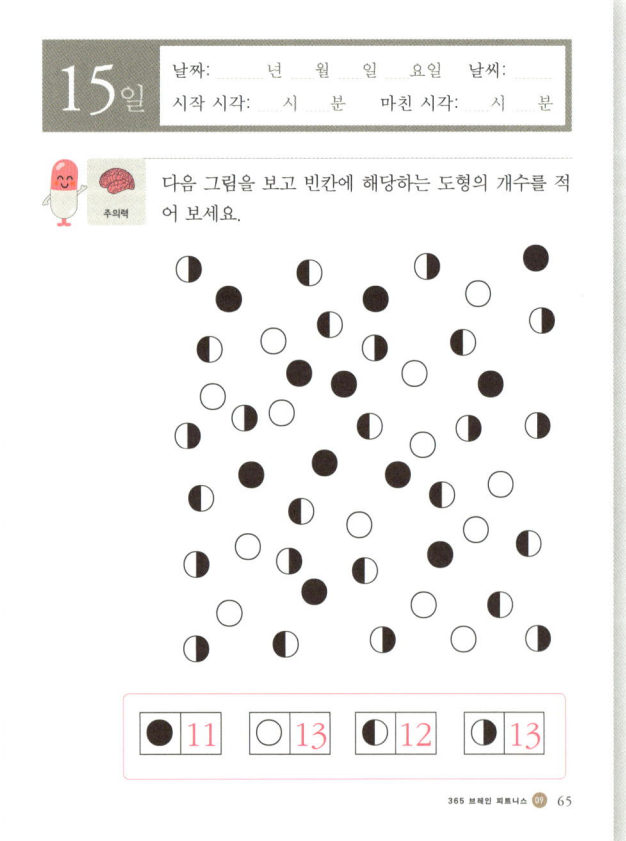

다음 보기를 참고하여 제시된 자음을 순서대로 활용하여 만들 수 있는 단어를 4개씩 적어 보세요.

보기

| ㅇㅈ | 오전 | 이자 | 의자 | 우주 |

| ㄱㄱ | 고기 | 국가 | 가게 | 기계 |

| ㅂㅅ | 버스 | 비서 | 배식 | 보석 |

| ㄴㅇ | 나이 | 내일 | 누이 | 논의 |

다음 그림에서 왼쪽 사람이 사용하는 운동 기구를 찾아 알맞게 연결해 보세요.

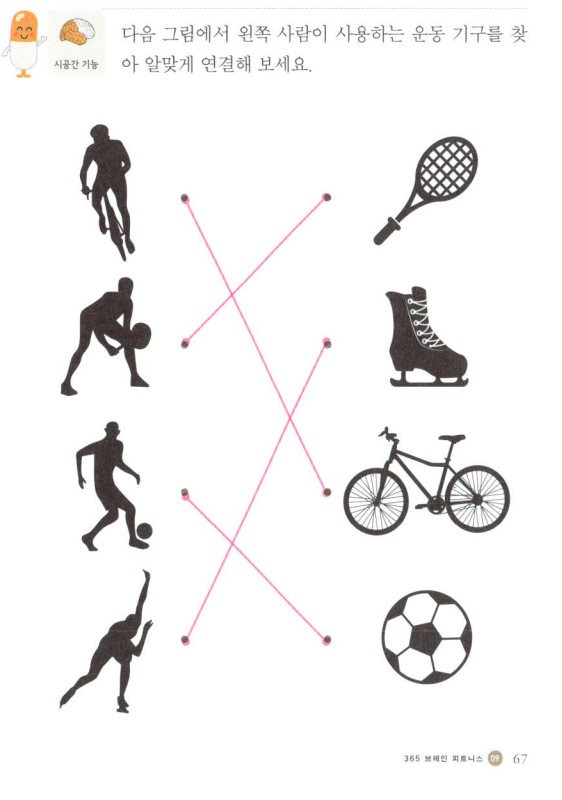

16일

날짜: 년   월   일   요일   날씨:
시작 시각: 시   분   마친 시각: 시   분

다음 보기의 숫자가 있는 네모 칸에 빗금을 칠해 보세요.

보기

1 6 7 8 9 14
16 17 18 19 21

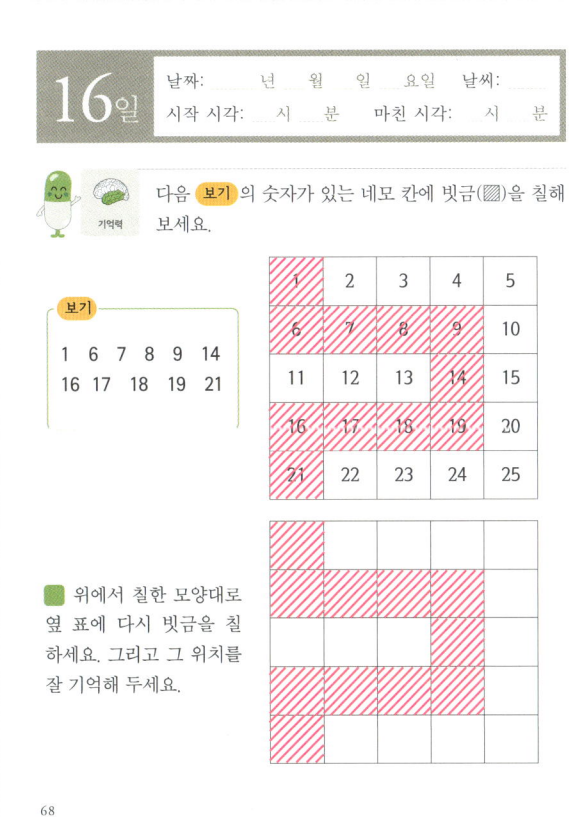

위에서 칠한 모양대로 옆 표에 다시 빗금을 칠하세요. 그리고 그 위치를 잘 기억해 두세요.

다음 보기의 도형 모양 순서대로 아래 그림에 선으로 연결해 보세요.

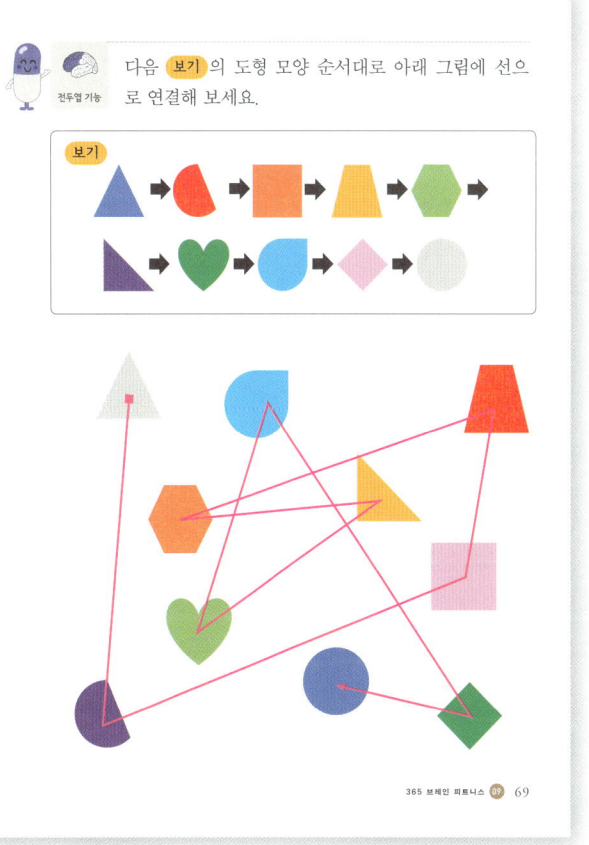

앞 장(68쪽)에 빗금으로 색칠한 위치를 떠올리면서 다시 한번 정확한 위치에 색칠해 보세요.

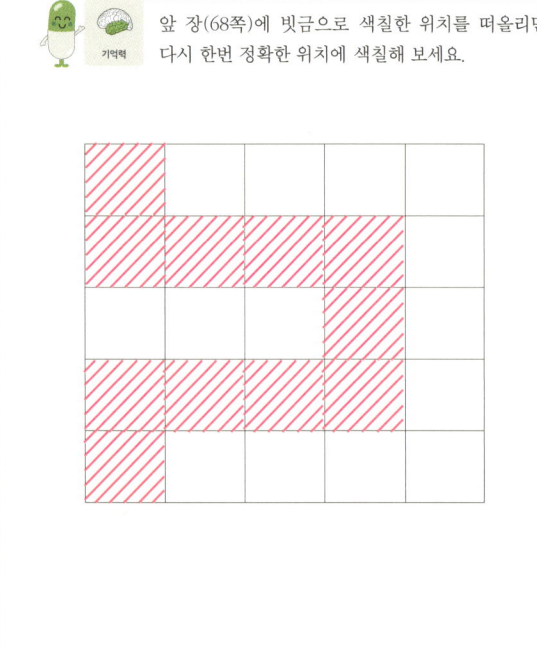

17일

날짜: 년 월 일 요일 날씨:
시작 시각: 시 분   마친 시각: 시 분

다음 ( )에 어떤 국기가 들어가야 할지 보기에서 찾아 번호를 적어 보세요.

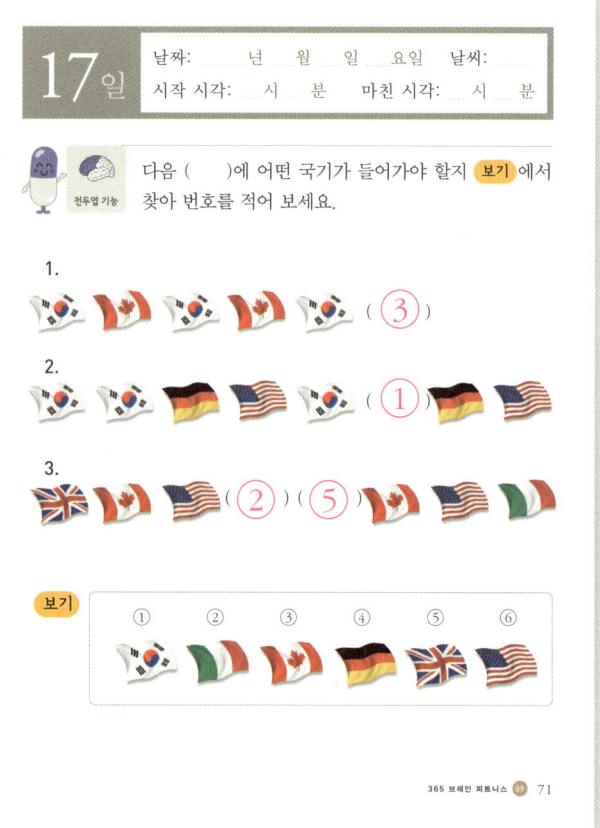

다음 그림을 보고 뜻이 반대인 그림에 연결하고 빈칸에 반대말을 적어 보세요.

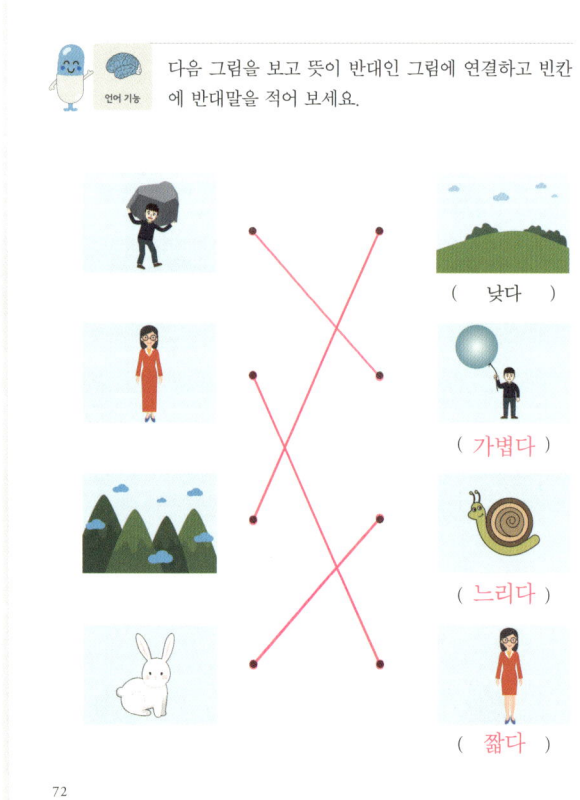

다음 미로 찾기를 하면서 만나는 글자를 순서대로 조합하여 어떤 글자가 되는지 ( )에 적어 보세요.

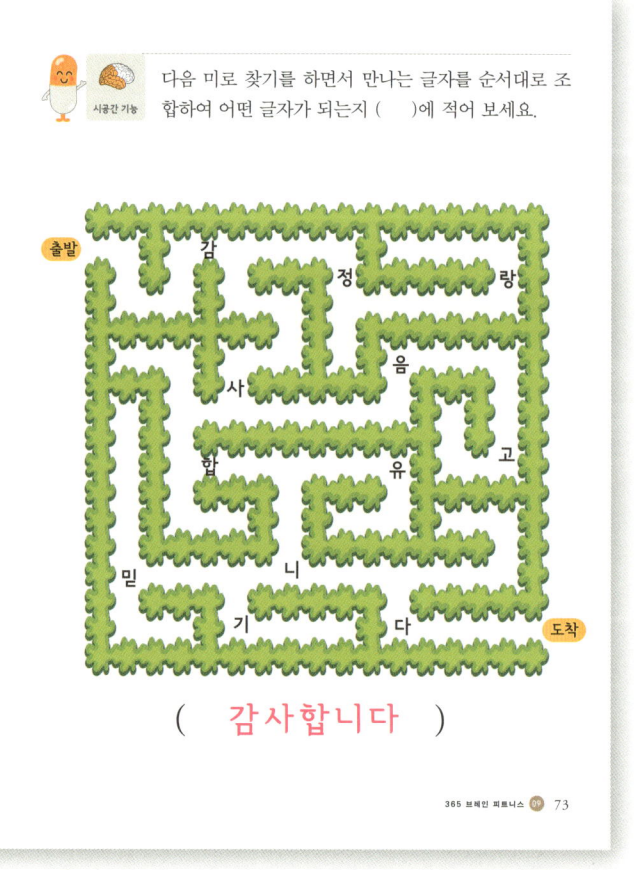

18일

날짜: 　년　월　일　요일　날씨:
시작 시각:　시　분　마친 시각:　시　분

다음 그림은 동물원입니다. 어디에 어떤 동물이 있는지 동물의 이름과 위치를 잘 기억해 두세요.

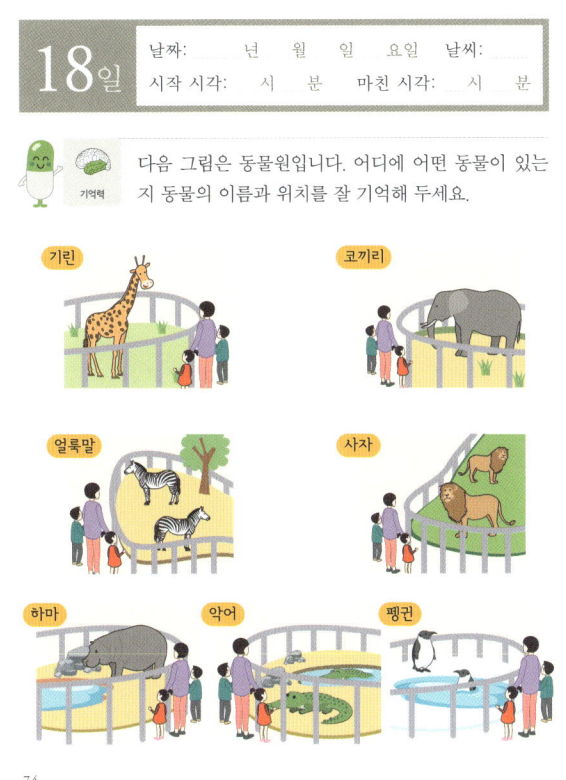

같은 숫자가 서로 이웃하지 않도록 ( )에 1, 2, 3 중 알맞은 숫자를 써 넣어 보세요.

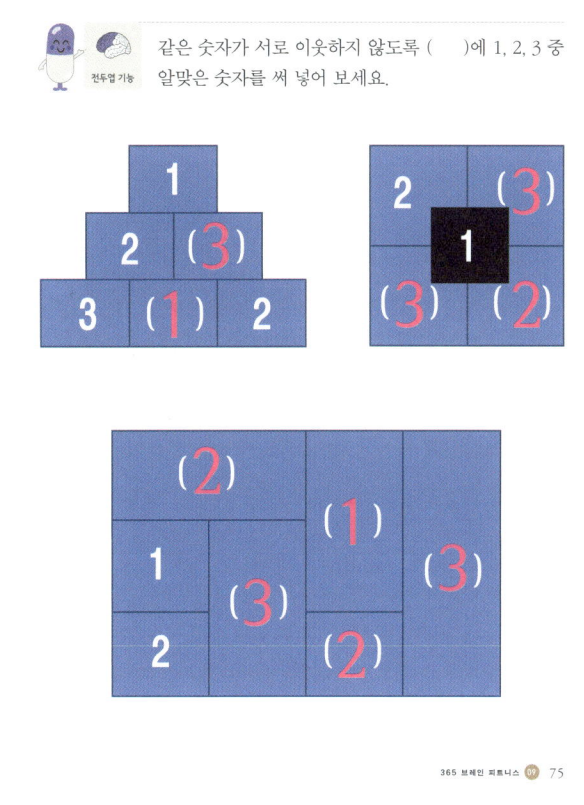

앞 장(74쪽)에서 기억한 동물들의 위치를 떠올리면서, 비어 있는 울타리 안에 어떤 동물이 있었는지 보기 에서 찾아 연결해 보세요.

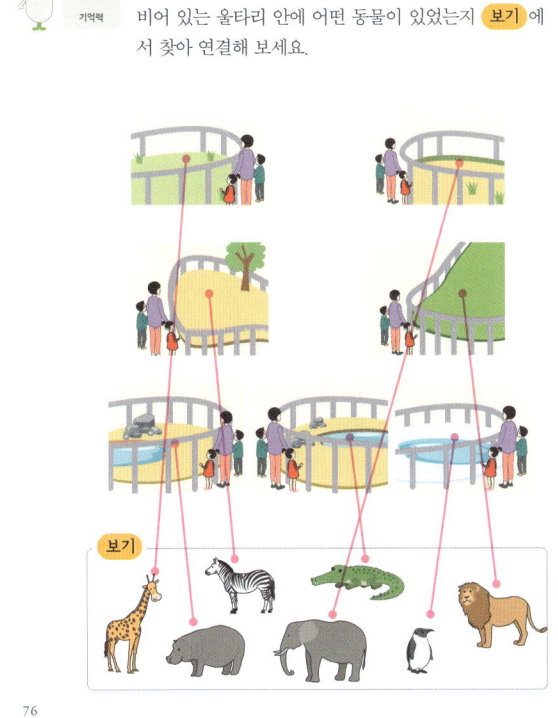

19일

날짜: 　년　월　일　요일　날씨:
시작 시각:　시　분　마친 시각:　시　분

다음 표에서 1부터 10까지의 숫자를 차례대로 연결해 보세요.

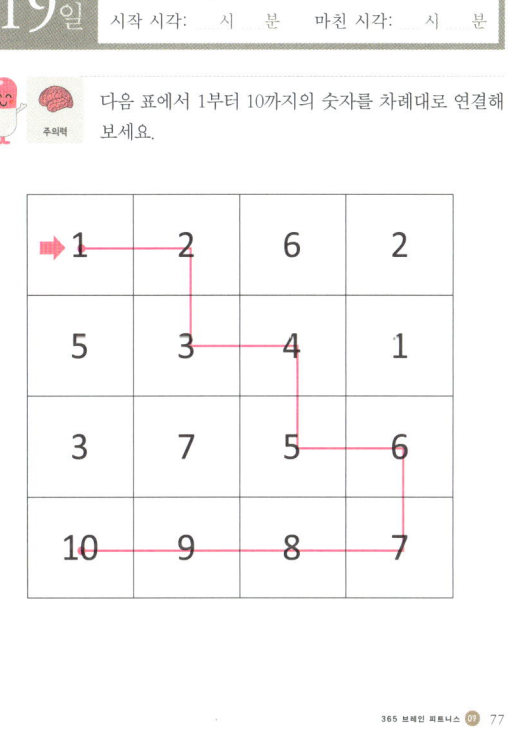

다음 글을 잘 읽고 질문에 답해 보세요.

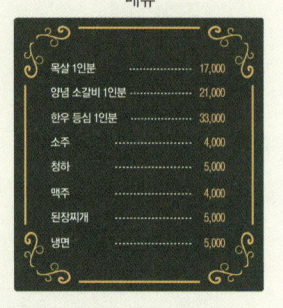

친구와 고깃집에 왔습니다. 오늘은 내가 한턱내는 날입니다. 지갑에 돈이 4만원 있습니다. 고기류는 2인분부터 주문이 가능합니다. 친구와 맥주 1병도 주문하려고 합니다.

메뉴
- 목살 1인분 ·········· 17,000
- 양념 소갈비 1인분 ·········· 21,000
- 한우 등심 1인분 ·········· 33,000
- 소주 ·········· 4,000
- 청하 ·········· 5,000
- 맥주 ·········· 4,000
- 된장찌개 ·········· 5,000
- 냉면 ·········· 5,000

1. 주문 가능한 고기는 어떤 고기인가요?
   ① 목살 ② 양념 소갈비 ③ 한우 등심
   (① 표시됨)

2. 식사 후 지불해야 하는 금액은 얼마이고, 잔돈은 얼마를 받아야 하나요?

	①	②	③
식사비	36,000원	37,000원	38,000원
잔돈	4,000원	38,000원	2,000원

(③ 표시됨)

다음에 제시된 단어와 가장 유사한 단어에 ○ 표시해 보세요.

1. 시작하다
   개시하다　실망하다　퇴장하다

2. 고치다
   쉬다　**수리하다**　구기다

3. 섞다
   칠하다　그리다　**혼합하다**

4. 돕다
   받아들이다　**거들다**　주다

5. 울다
   웃다　뿌리다　**흐느끼다**

6. 혐오하다
   미워하다　좋아하다　생각하다

20일

날짜: 　년　월　일　요일　날씨:
시작 시각: 　시　분　마친 시각: 　시　분

다음 화살표 순서대로 연결된 그림들을 살펴보면 어떤 규칙을 찾을 수 있습니다. 그 규칙이 무엇인지 ( )안에 적고 순서도 잘 기억해 두세요.

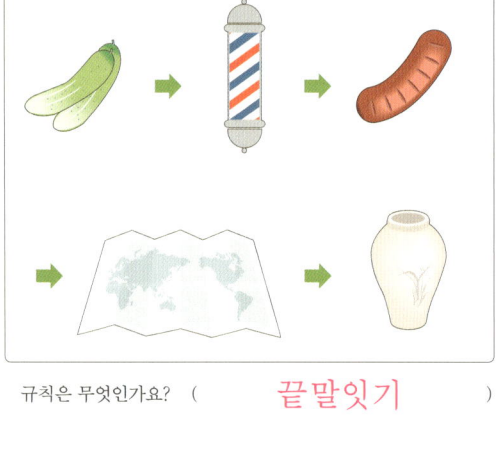

규칙은 무엇인가요? (**끝말잇기**)

다음 네모 상자의 개수를 적어 보세요.

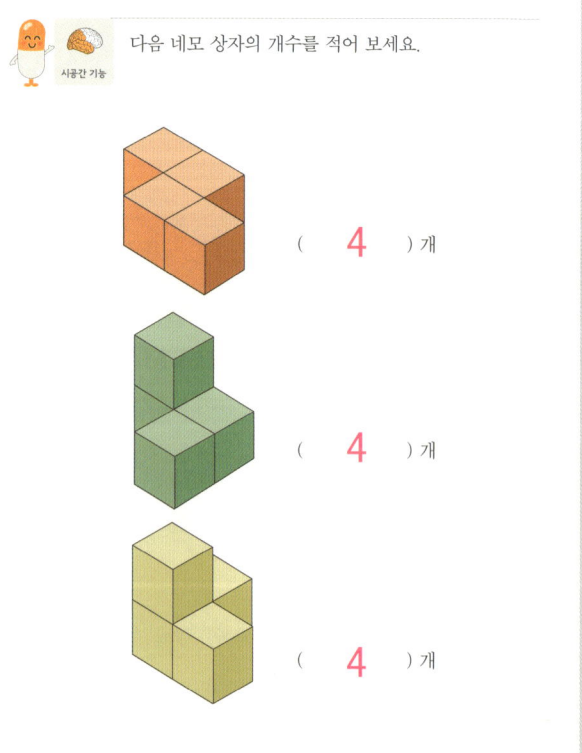

(4)개

(4)개

(4)개

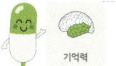 앞 장(80쪽)에서 외웠던 그림을 떠올리면서, 그 물품과 연관된 장소를 순서대로 이어 보세요.

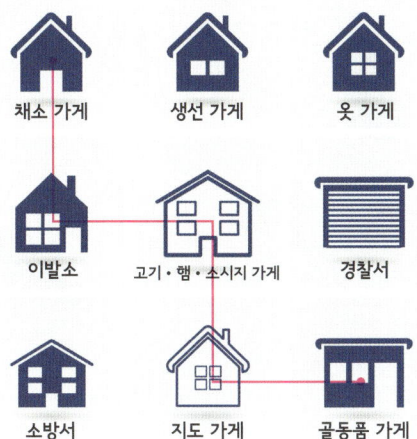

21일

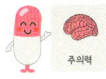 다음에서 2가 포함되어 있는 칸은 모두 몇 개인가요?
(**13**)개

㉑	43	86	⑳	94	10
5	㉜	60	99	33	㊷
㉜	98	㉜	96	8	63
58	13	83	39	㉘	41
71	4	㉔	64	19	㉜
⑫	49	75	53	81	35
37	㉖	48	②	77	6
18	51	㉔	55	15	67

 다음 빈칸에 '빨강'과 관련되어 떠오르는 단어를 자유롭게 적어 보세요.

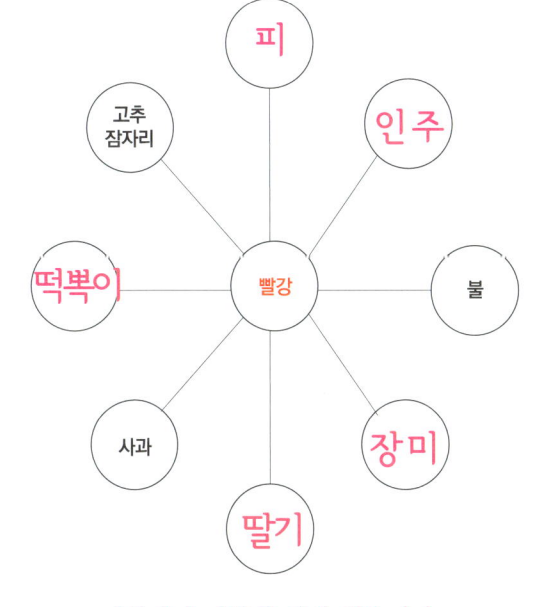

개인마다 다양한 답이 있습니다

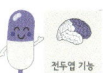 다음 점선의 화살표 방향이 바뀌는 규칙을 잘 생각해 보고, 아래 빨간 점선에 알맞은 화살표를 표시해 보세요.

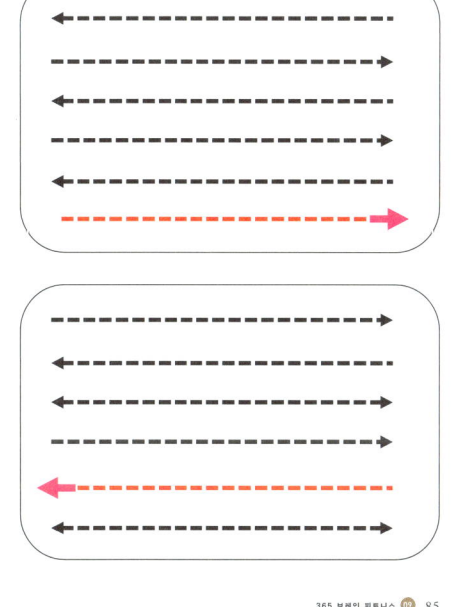

22일

날짜: ___년 ___월 ___일 ___요일 날씨: ___
시작 시각: ___시 ___분   마친 시각: ___시 ___분

곧 손녀의 생일이 다가옵니다. 손녀의 생일을 축하하기 위해 다양한 이벤트를 준비하려고 합니다. 각각 준비할 내용을 본인이 정해서 적고 잘 기억해 두세요.

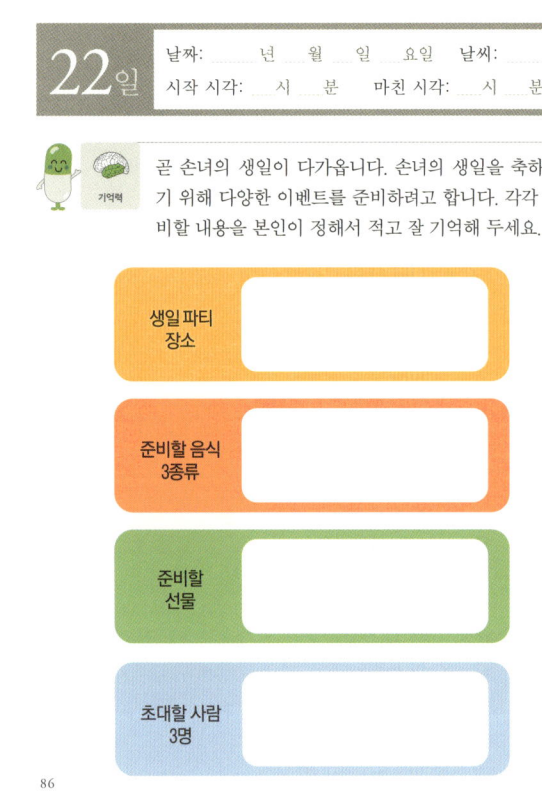

- 생일 파티 장소
- 준비할 음식 3종류
- 준비할 선물
- 초대할 사람 3명

다음 신발 중에서 짝이 없는 신발을 모두 찾아 ○표 시해 보세요.

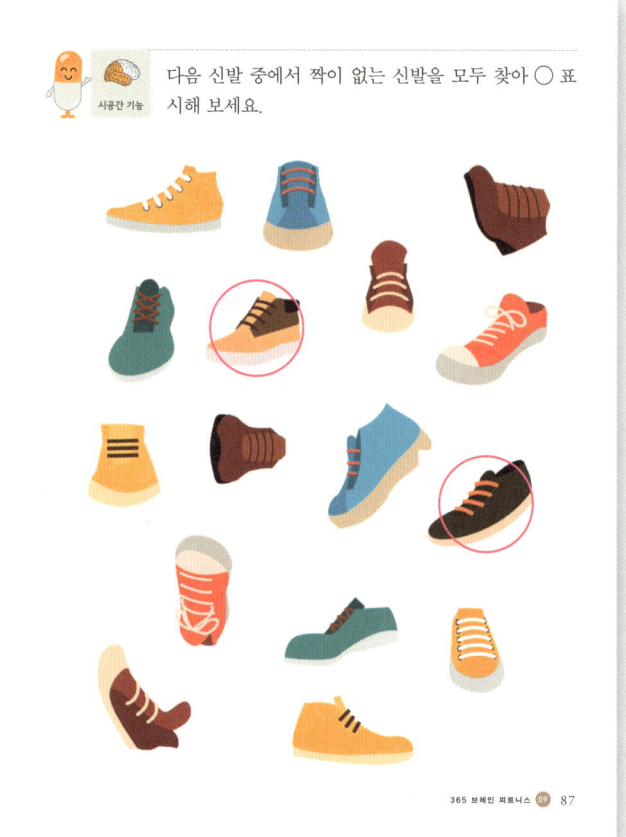

앞 장(86쪽)에서 손녀의 생일을 축하하기 위한 이벤트를 준비하였습니다. 생일 파티를 위해 계획했던 파티 장소, 음식, 선물, 초대할 사람을 떠올리면서, 다시 한번 적어 보세요.

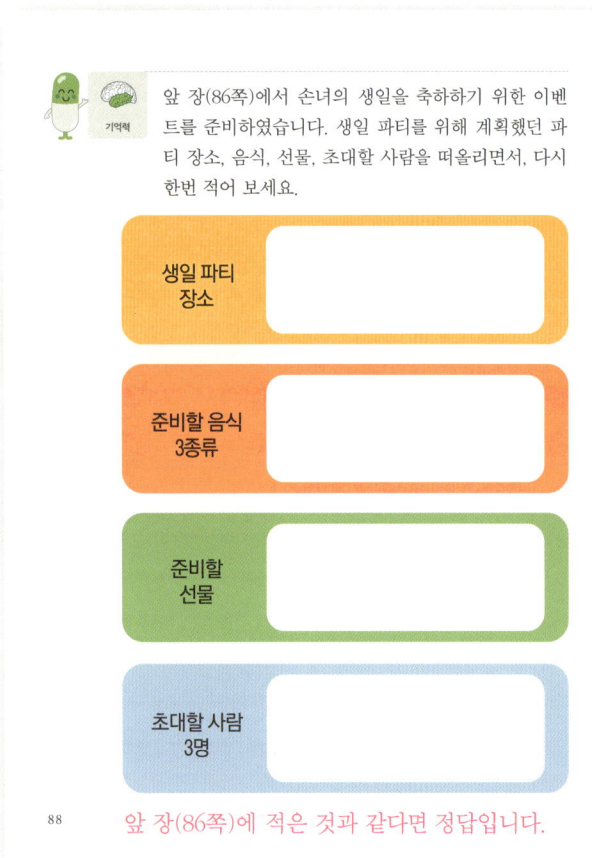

- 생일 파티 장소
- 준비할 음식 3종류
- 준비할 선물
- 초대할 사람 3명

앞 장(86쪽)에 적은 것과 같다면 정답입니다.

23일

날짜: ___년 ___월 ___일 ___요일 날씨: ___
시작 시각: ___시 ___분   마친 시각: ___시 ___분

다음은 화가 반고흐의 '아를의 방'이라는 그림입니다. 빈칸에 들어갈 그림 조각을 보기 에서 찾아 연결해 보세요.

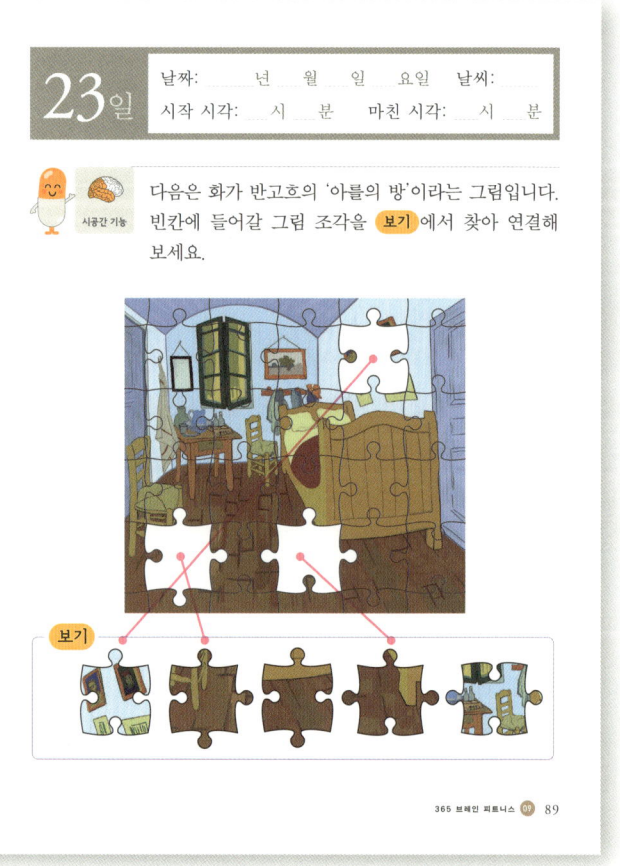

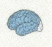 다음에서 '리' 자로 끝나는 말을 ( )에 적어 보세요. 글자 수는 제한 없고 최대한 많이 적으려 노력해 보세요.

가오리	(금)리
(개나)리	(지)리
(사다)리	(거)리
(오)리	(고)리
(브로콜)리	(처)리
(파)리	(개구)리
(보따)리	(목소)리

이외에도 리로 끝나는 말은 모두 정답입니다.

  다음 도형들을 크기가 작은 것에서 큰 순서로 선을 잇되, 세모 다음에는 네모로 번갈아 가면서 연결해 보세요.

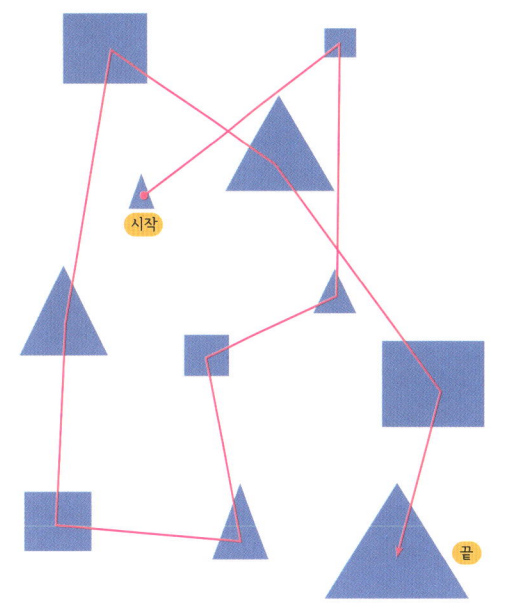

24일

날짜:　　년　월　일　요일　날씨:
시작 시각:　시　분　마친 시각:　시　분

  다음은 부부 동반 모임입니다. 세 쌍의 부부 이름과 얼굴을 잘 기억해 두세요.

홍창표 장미령 부부　박수창 김신자 부부　이길수 박현지 부부

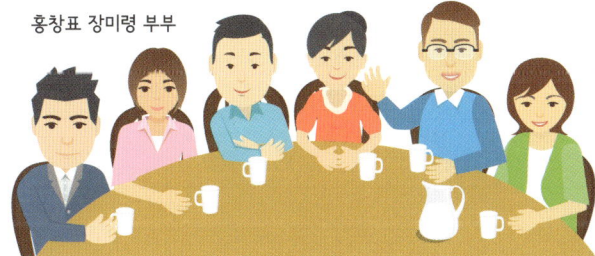

 왼쪽 도형의 자른 부분을 오른쪽에서 찾아 바르게 연결해 보세요.

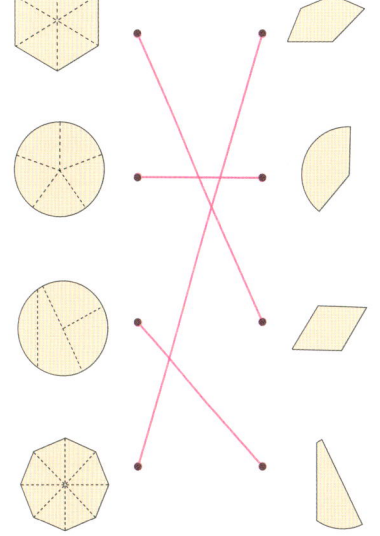

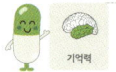 앞 장(92쪽)에서 기억한 세 쌍의 부부 얼굴과 이름을 떠올리면서, 부부의 얼굴끼리 이름끼리 바르게 연결해 보세요.

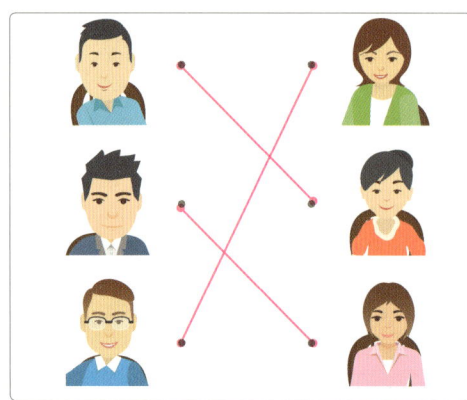

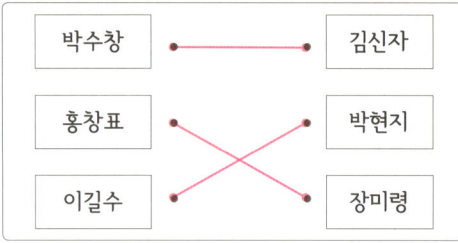

25일

날짜: ___년 ___월 ___일 ___요일 날씨: ___
시작 시각: ___시 ___분 마친 시각: ___시 ___분

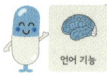 다음에 제시된 단어들을 적절히 배열하여 올바른 문장을 완성해 보세요.

1. 나비가, 되었습니다, 애벌레가
   애벌레가 나비가 되었습니다

2. 싸, 김밥을, 엄마가, 주셨습니다
   엄마가 김밥을 싸 주셨습니다

3. 가을에는, 떨어집니다, 낙엽이
   가을에는 낙엽이 떨어집니다

4. 사전에서, 찾았습니다, 단어를
   사전에서 단어를 찾았습니다

5. 사러, 신발을, 백화점에, 갑니다
   신발을 사러 백화점에 갑니다

6. 바람이, 불고, 세차게, 있습니다
   바람이 세차게 불고 있습니다

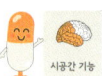 다음 냉장고 안에 있는 물건의 위치를 잘 보고 질문에 답하세요.

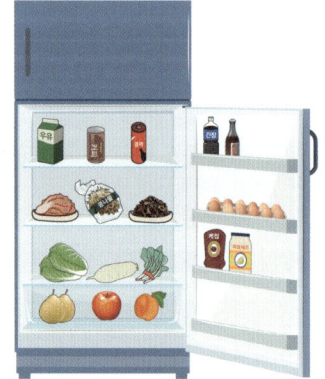

1. 냉장실 위에서 두 번째 칸의 가운데 물건은 무엇인가요?
   (**콩나물**)

2. 냉장실 아래에서 두 번째 칸의 제일 왼쪽 물건은 무엇인가요?
   (**배추**)

3. 냉장실 문 위에서 세 번째 칸의 왼쪽 물건은 무엇인가요?
   (**케첩**)

4. 김치가 있는 칸 제일 오른쪽 바로 위 칸에는 무엇이 있나요?
   (**콜라**)

 다음 문제를 풀어 보세요.

1. 다음 빈칸에 적절한 단어를 적어 보세요.

광산	석탄
유전	석유
숲	**목재 또는 원목 또는 나무**
바다, 염전	소금

2. 다음에 제시된 단어들에서 공통적으로 연상되는 것은?
   수력, 화력, 원자력, 풍력
   (**발전소**)

3. 다음 빈칸에 공통적으로 들어갈 단어를 찾아보세요.

밥	
구두(듯)	
	턱

(**주걱**)

20

26일

날짜: ____ 년 ____ 월 ____ 일 ____ 요일 날씨: ____
시작 시각: ____ 시 ____ 분 마친 시각: ____ 시 ____ 분

[기억력] 다음의 집 그림을 잘 관찰해 보세요. 창문이 어떻게 생겼는지 문은 어디 있는지 등을 잘 보고, 아래의 빈칸에 그리면서 외워 보세요.

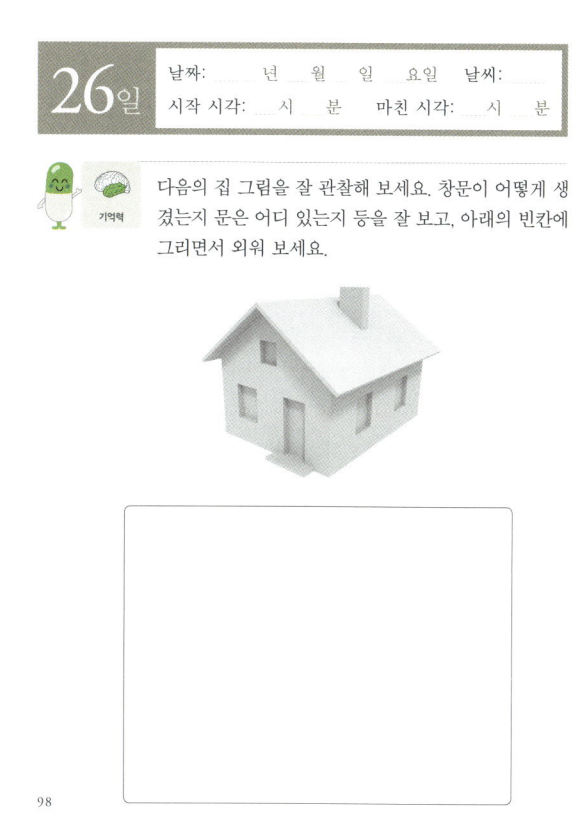

[주의력] 다음 숫자를 순서대로 이어서 그림을 완성해 보세요. 어떤 동물이 완성되는지 ( )에 적어 보세요.

(하마)

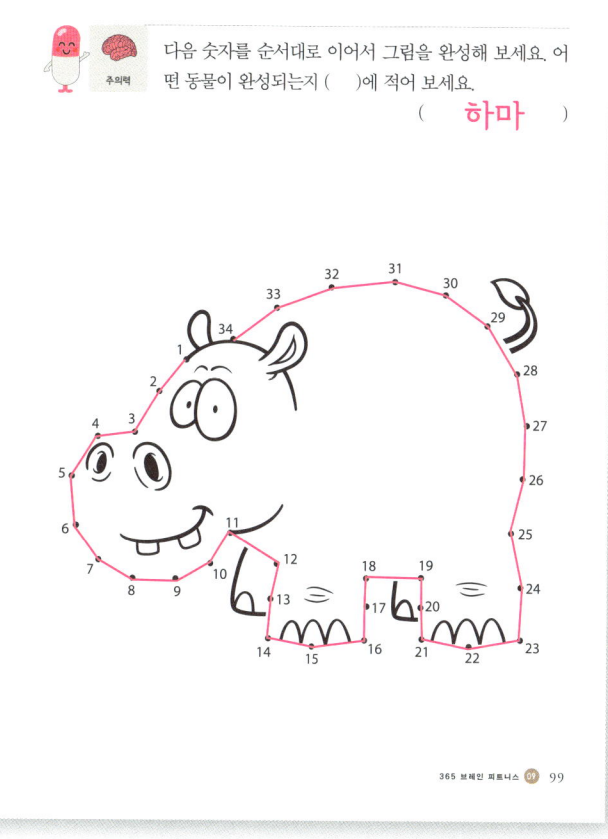

[기억력] 앞 장(98쪽)에서 그렸던 집 그림을 잘 떠올려 보세요. 그리고 아래의 빈칸에 기억한 것을 그려 보세요. 가능한 많이 그리려고 노력해 보세요.

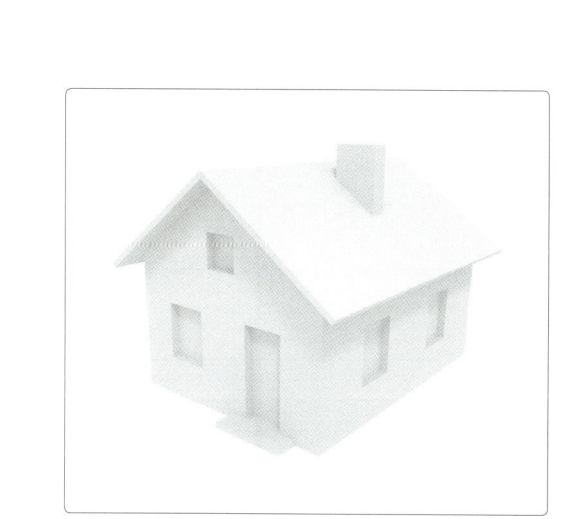

27일

날짜: ____ 년 ____ 월 ____ 일 ____ 요일 날씨: ____
시작 시각: ____ 시 ____ 분 마친 시각: ____ 시 ____ 분

[주의력] 다음 영어 단어 중에서 A가 포함되어 있는 단어는 모두 몇 개인가요? (7)개

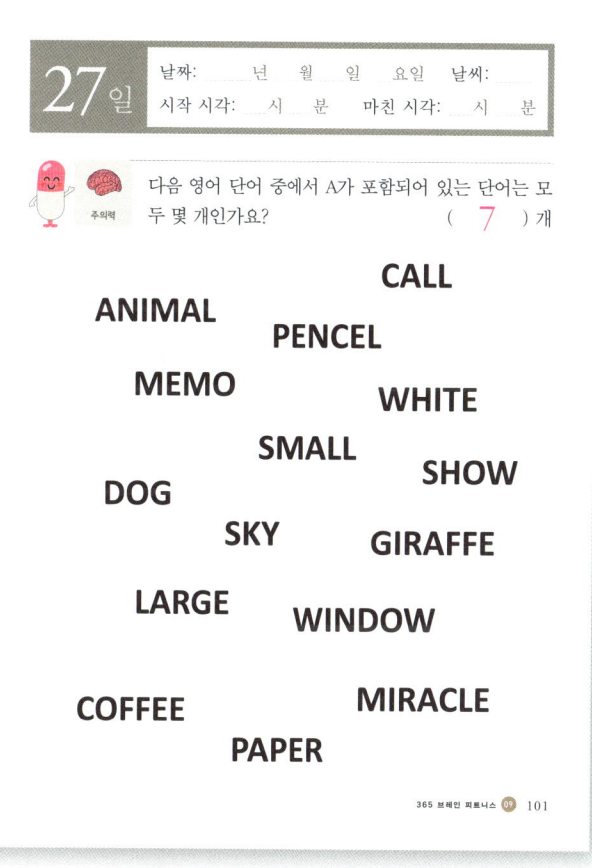

다음 그림에서 **?** 에 칠해질 색깔을 유추해 ○ 표시해 보세요.

1.
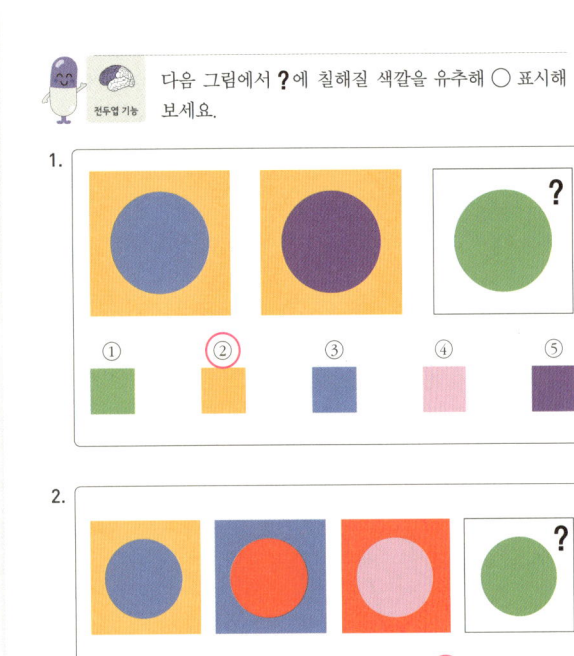

2.

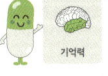 다음은 황순원의 소설 〈소나기〉의 일부입니다. 읽으면서 잘못된 단어나 구절에 모두 ○ 표시해 보세요.

소년은 개울가에서 소녀를 보자 곧 윤 초시네 증손녀(曾孫女)딸이라는 걸 알 수 있구었다. 소녀는 개울에다 손을 담그고 물난장을 하고 있는 것이다. 서울서는 이런 개울 물을 보지 못하기나 한 듯이, 벌써 며칠째 소녀는, 학교에서 돌오아는 길에 물장난이었다. 그런데 어제까지 개울 기슭에서 하더니, 오늘은 징다검리 한가운데 앉아서 하고 있다. 소년은 개울둑에 앓아 버렸다. 소녀가 비키기를 기다리자는 것이다. 요행 지나가는 사람이 있어, 소녀가 술을 비켜 주었다. 다음 날은 좀 늦게 마닷가로 나왔다. 이 날은 소녀가 징검다리 한가운데 앉아 수세를 하고 있었다. 분홍 스웨터 소매를 걷어 올린 목덜미가 마냥 희었다. 한참 세수를 하고 나더니, 이번에는 불속을 빤히 들여다본다. 얼굴이라도 비추어 보는 것이리라. 갑자기 물을 움켜 낸다. 고기 새끼라도 지나가는 듯

28일

날짜: 년 월 일 요일 날씨:
시작 시각: 시 분 마친 시각: 시 분

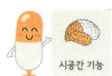 다음은 새로 이사 갈 집의 구조입니다. 가족들이 쓸 방의 번호를 정하고, 물건들을 어디에 놓을지 정해서 ( )에 번호를 적어 보세요. 그리고 잘 기억해 두세요.

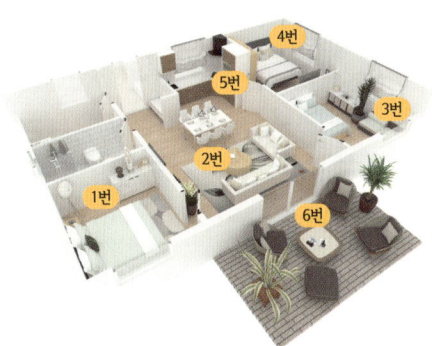

내 방	( )	공기청정기	( )
막내아들 방	( )	가족사진 액자	( )
손녀 방	( )	전자레인지	( )
청소기	( )	벽시계	( )

왼쪽 상단에 있는 그림을 좌우, 상하 대칭이 되도록 그려 보세요. 점선이 있는 부분은 점선의 도움을 받아 그리고, 점선이 없는 부분은 혼자 힘으로 그려 보세요.

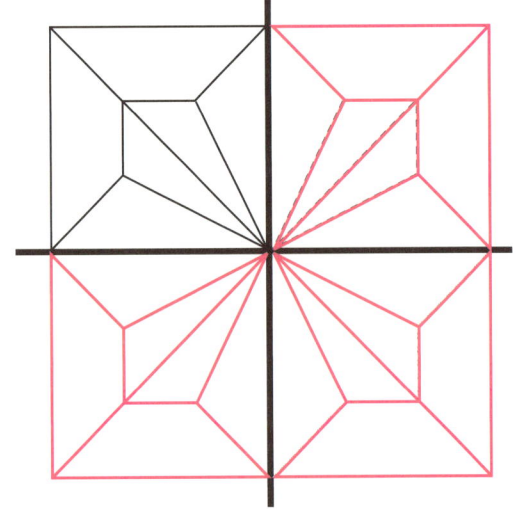

앞 장(104쪽)에서 새로 이사 갈 집에서 가족들이 쓸 방을 정하고 아래 물건들의 위치를 정해 두었습니다. 잘 떠올리면서 알맞은 번호를 적어 보세요.

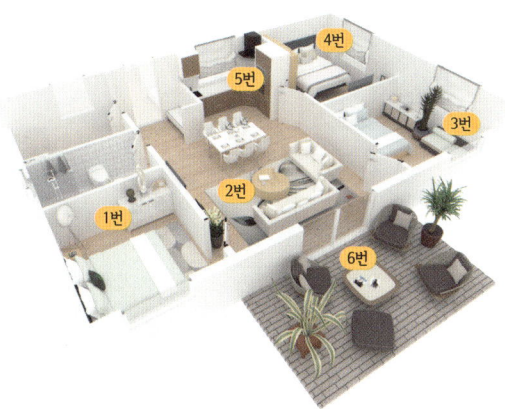

내 방	( )	공기청정기	( )
막내아들 방	( )	가족사진 액자	( )
손녀 방	( )	전자레인지	( )
청소기	( )	벽시계	( )

앞 장(104쪽)에서 본인이 정한 것과 같다면 정답입니다.

29일

날짜: 년 월 일 요일 날씨:
시작 시각: 시 분   마친 시각: 시 분

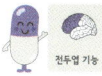 다음 보기 와 같이 양팔저울이 기울어지지 않도록 쿠키와 컵케이크를 올려놓았습니다. 아래 그림에서 더 무거운 쪽에 ○ 표시해 보세요.

보기
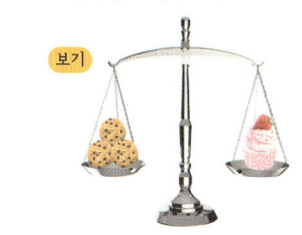

1. 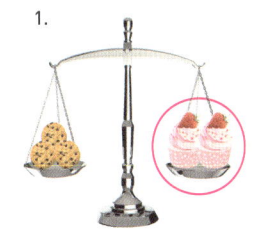   2.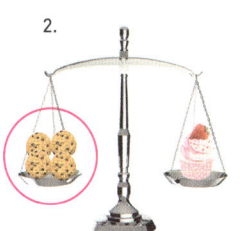

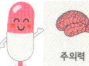 다음 그림에서 색동저고리만 찾아 ○ 표시하고, 모두 몇 개인지 적어 보세요.   (**11**) 개

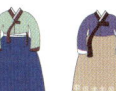
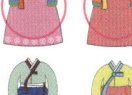
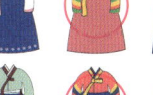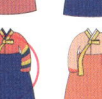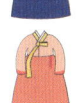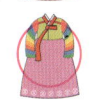
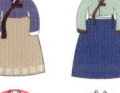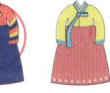

 다음 설명을 읽고 해당하는 단어를 보기 에서 찾아 ( )에 적어 보세요.

1. (**비행기**)은/는 많은 사람들을 태우고 하늘을 날아 먼 곳까지 날아가요.

2. (**에어컨**)은/는 더운 날 차가운 바람으로 우리를 시원하게 해 줘요.

3. (**소화기**)은/는 주로 빨간색이고, 불이 났을 때 불을 끄는 기구예요.

4. (**비빔밥**)은/는 고기와 여러 가지 나물, 양념장을 넣어 비벼 먹는 밥이에요.

보기
비행기, 소화기, 자전거, 에어컨,
소방서, 김밥, 비빔밥, 기차, 배

30일

날짜: 　년　월　일　요일　날씨:
시작 시각:　시　분　마친 시각:　시　분

기억력 다음은 옷을 만드는 순서입니다. 옷을 만드는 순서를 잘 기억해 두세요.

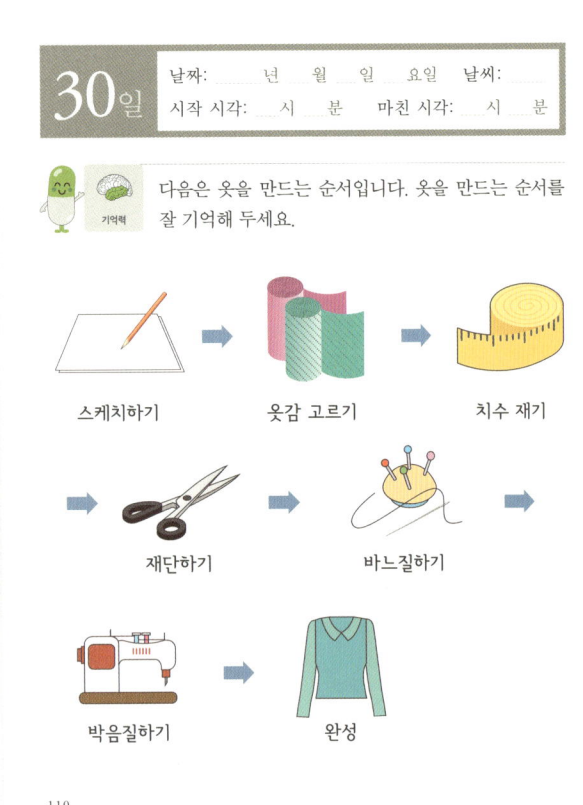

주의력 다음 사진에서 손가락 브이를 하고 있는 사람을 모두 찾고, 몇 명인지 적어 보세요.

(7)명

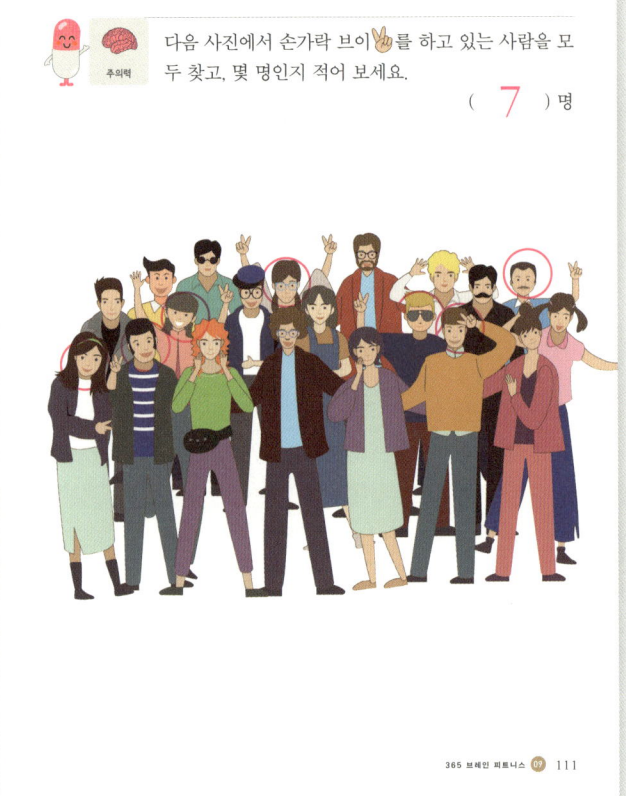

기억력 앞 장(110쪽)에서 기억한 옷 만드는 순서를 잘 떠올리면서, 빈칸에 들어갈 그림을 보기 에서 찾아 번호를 적어 보세요.

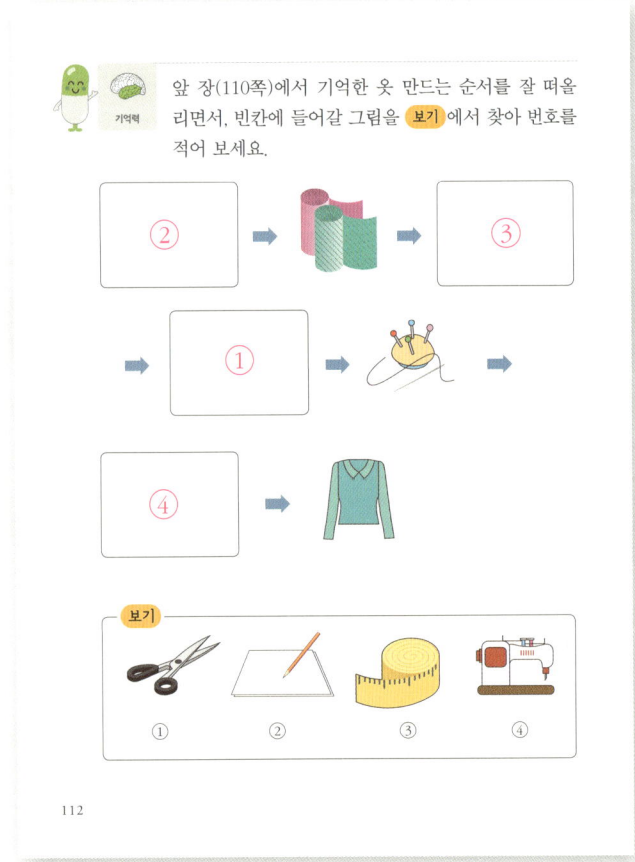

매일매일 뇌의 근력을 키우는 치매 예방 문제집
365 브레인 피트니스 ⑨

초판 1쇄 펴낸날 | 2020년 3월 31일
지은이 | 박흥석·안이서·이혜미
펴낸이 | 홍솔
펴낸곳 | 허원미디어

주소 | 서울시 종로구 필운대로7길 19(옥인동)
대표전화 | (02) 766-9273
팩시밀리 | (02) 766-9272
홈페이지 | http://cafe.naver.com/herwonbooks
출판등록 | 2005년 12월 2일 제300-2005-204호

ⓒ 박흥석·안이서·이혜미 2020
ISBN 978-89-92162-74-6 14510(세트)
        978-89-92162-87-6 14510

값 12,000원

이 도서의 국립중앙도서관 출판예정도서목록(CIP)은 서지정보유통지원시스템 홈페이지
(http://seoji.nl.go.kr)와 국가자료공동목록시스템(http://www.nl.go.kr/kolisnet)에서
이용하실 수 있습니다.(CIP제어번호: CIP2020011714)

* 잘못 만들어진 책은 구입하신 곳에서 교환해 드립니다.
* 이 책 내용의 일부 또는 전부를 재사용하려면 반드시 도서출판 허원미디어의 동의를 얻어야 하며 무단복제와 전재를 금합니다.